Generis
PUBLISHING
AF687595

# De la perturbation du métabolisme du fer au retard de croissance intra utérin

Quels marqueurs utilisés dans un contexte à ressources limitées?

*YABA ANTONIKI Antoinette*

Copyright © 2025 YABA ANTONIKI Antoinette
Copyright © 2025 Generis Publishing

All rights reserved. This book or any portion thereof may not be reproduced or used in any manner whatsoever without the written permission of the publisher except for the use of brief quotations in a book review.

Title: De la perturbation du métabolisme du fer au retard de croissance intra utérin

Quels marqueurs utilisés dans un contexte à ressources limitées?

ISBN: 979-8-89966-138-9

Author: YABA ANTONIKI Antoinette

Cover image: Author

Publisher: Generis Publishing
Online orders: www.generis-publishing.com
Contact email: info@generis-publishing.com

# Préface

L'ouvrage que nous avons l'honneur de présenter analyse les bases d'une prise en charge médicale des bébés qui naissent avec une carence martiale. Une analyse en profondeur de ce phénomène est illustrée dans un langage spécifiquement médical montrant que ce texte plein d'enseignement est destiné à des lecteurs du domaine précité. C'est une dissertation qui libère force informations de détail apportant une clarification importante à cette réalité liée à la naissance de bébés à faible poids.

Le style vif et pétillant ressemble à un azur qui couvre une pierre si précieuse autrice que, par conséquent, est très rare. C'est la manière de s'exprimer pour présenter la belle image de ce charmant ouvrage. Il est celui en prose qui peint le statut de médecin que représente l'auteur.

On trouve dans cette œuvre la précision, la clarté voire la concision dans la présentation des aspects qui oscillent autour de la perturbation du métabolisme du fer chez le futur nouveau-né. Pour le réussir, l'auteur recourt au respect d'un enchaînement logique des maillons scientifiques dont l'ensemble forme un tout cohérent et ce, dans l'observance des exigences de la forme et du fond propres à la langue française. Le style usité dans l'ouvrage évite le flou chez le lecteur par un choix de mots à la fois simples, justes et adaptés. Ainsi, des chiffres sont placés à des endroits précis du texte pour éviter de nager dans le vague.

Le fer, cet oligo-élément dont il est question ici, constitue un élément essentiel à toute vie humaine et animale. Il est présent dans bon nombre de produits alimentaires d'origines végétale et animale, et à des taux variables. Il est absorbé au niveau de la muqueuse intestinale et ainsi migre vers le plasma sanguin dans les hémoprotéines (hémoglobine des hématies) et vers les muscles (myoglobine). Il est également présent dans les autres protéines à fer utiles à l'organisme et enfin dans les protéines non héminiques notamment certaines enzymes utiles dans certaines réactions métaboliques.

Par le plasma sanguin, le fer circule dans l'organisme. Il remplit des rôles tels qu'en cas de carence, le médecin recommande une supplémentation déjà en cours de grossesse. Le fer sert à approvisionner les organes en oxygène par l'hémoglobine. Il est aussi contenu dans la myoglobine qui est l'équivalent de l'hémoglobine dans les muscles. Le fer nécessite donc un apport équilibré à l'organisme. La carence martiale provoque plus couramment une anémie, une fatigue, une perte de

Poids, un essoufflement, une chute des cheveux, un trouble de cognition etc.

Le présent ouvrage met l'accent sur la croissance intra-utérine de l'être humain, celle d'avant la naissance. Dans les théories de Allen par exemple, on spécifie que la carence de fer chez la mère encore gestante favoriserait notamment le stress qui, à son tour, induirait chez le fœtus une croissance ralentie faisant suite à un arrêt du cycle cellulaire ayant un écho sur la prolifération et la différenciation cellulaire qui débouchent sur une hypotrophie fœtale. D'où un faible poids de naissance.

Le stress selon ces théories, serait tributaire soit d'un déclenchement de la libération d'hormones de stress par l'anémie (ferriprive) soit d'une augmentation des besoins en oxygène du placenta qui doit satisfaire les nécessités urgentes du fœtus pour sa croissance soit encore d'une inhibition de l'ADN.

Le fer constitue également un élément de la lutte antimicrobienne. Il favorise la prolifération des cellules d'une manière générale et aussi celle des cellules du système immunitaire en particulier. Aussi, la carence en fer peut-elle entrainer, comme signalé ci-haut, des conséquences graves impactant sur la protection de l'organisme contre les infections. Toutes fois, l'excès de fer dans l'organisme doit toujours être évité car il serait alors également bénéfique à la croissance des microorganismes.

La lecture de ce livre a déjà été balisée par la Pr Dr YABA ANTONIKI, ouvrage scientifique à caractère médical dans toute la sève qu'il secrète dans un fond typiquement intellectuel. La professeure s'en est allé toucher le problème posé par les enfants qui naissent avec un faible poids après l'avoir initialement étudié lors de la préparation de sa thèse d'agrégation de l'enseignement supérieur en médecine.

L'auteur de ce livre qui est médecin et spécialiste en pédiatrie a voulu servir aussi bien la jeunesse Congolaise ainsi que les chercheurs assoiffés d'un savoir toujours sans cesse grandissant. Il les invite à s'abreuver à cette source mise à leur disposition.

Le présent ouvrage exige de son lecteur un prérequis d'une bonne dose de science médicale et biologique ainsi que d'effort intellectuel. La professeure YABA ANTONIKI est auteur d'articles scientifiques publiés dans des revues de renommée internationale. Elle est un écrivain fort attiré vers les publications à la fois instructives et constructives dans la lutte acharnée qu'elle a toujours menée contre l'ignorance. Elle est valérienne de la plume qui s'acquitte bien de son devoir. En tant que médecin des enfants, puisque pédiatre invétérée, elle fait montre de ses compétences dans ce domaine qui l'a finalement incitée à réfléchir sur l'enfant souffrant d'une perturbation du métabolisme du fer dès sa croissance fœtale.

Le présent écrit fait transparaitre également le sentiment maternel qui habite l'auteur en sa qualité de mère d'enfants. Elle dépeint en bas-reliefs dorés les caractéristiques de l'élément « fer » dans un cachet indélébile faisant de l'ouvrage, celui d'envergure au profit des esprits assoiffés de science.

## Remerciements

Au bout de longs mois de recherche intense, il est plus que primordial pour nous de reconnaitre la grâce Divine, sans laquelle tout ceci ne serait que projet et jamais une réalité. Le souffle de vie, la force et le réconfort que nous avons trouvé en notre Seigneur Jésus-Christ nous incitent à lui rendre Gloire et honneur pour l'éternité.

L'écriture de ce livre a été une aventure enrichissante, rendue possible grâce au soutien et à l'inspiration de nombreuses personnes. Je leur exprime ici ma plus profonde gratitude.

Tout d'abord, un immense merci à ma famille, dont l'amour inconditionnel, la patience et les encouragements constants ont été le pilier de ce projet. Vos sacrifices et votre compréhension ont été essentiels.

À mon cher époux, **LIPANGA KITOKO Eric**, pour son soutien sur tous les plans, ses sacrifices, ses encouragements et ses prières.

À mes enfants : **LIPANGA BARAKA, LIPANGA KITOKO Dan, LIPANGA YABA Kefa, LIPANGA ANTONIKI Esther, LIPANGA ELONGA Adriel**, pour leur amour et leur compréhension.

À mes parents : **YABA Vincent** (d'heureuse mémoire) et **Marie Cécile MALUPE BATIM**, pour leur amour et leur éducation.

À mes beaux-parents : **Patrice LIPANGA** et **Jeanne NZAPO** (d'heureuse mémoire).

À mes frères et sœurs : **YABA OSADWON** (d'heureuse mémoire), **YABA Bienvenue** (d'heureuse mémoire).

À mes neveux et nièces : **YABBA Cyril, YABBA Prisca, YABBA Nathan, YABBA Ornella**.

À mes cousins et cousines : **BWELE Blaise, NSADISA Jacques, MUZUNGU VENANT, ITUMU Marie-Noëlle**, pour cet environnement de paix et leurs prières.

Je tiens également à remercier mes amis, pour leur amitié précieuse, les moments de détente et les discussions stimulantes qui m'ont permis de garder le cap et de trouver l'équilibre.

Ma reconnaissance va aussi à mes lecteurs, les professeurs **NGULU NSASI Arthur, NGWE THABA MOYAMBE Jules, NDIBUALONJI BADIBANGA BUALUFU Victor**, dont les retours honnêtes et les suggestions perspicaces ont grandement contribué à améliorer ce manuscrit. Votre regard extérieur a été d'une aide inestimable.

À mes collègues professeurs du département de pédiatrie : **KABEYA KUPA Boniface, MUDEKEREZA MUSIMWA Aimée, NGWEJ TSHIKWEJ Pablo, ASSUMANI YUMA N'SIMBO Godet, KABUYA SANGAJI Maguy, MUTOMBO MULANGU KASONGO NDJADI Aubin, MONGA KALENGA Joséphine, SHONGO YA PONGOMBO Mick, LUKAMBA MBULI Robert**, pour leur soutien et leur collaboration.

À mes mentors dans la science : Professeur **LUBOYA NUMBI Oscar**, Professeur **NGWANZA NGUZABENGE Ignace (d'heureuse mémoire)**, professeur **WEMBONYAMA OKITOSHO Stanislas,** Docteur **MUTOKE N'KASHAMA Georges (d'heureuse mémoire)**, pour leurs précieux conseils et leur guidance.

À ceux qui ont contribué à la rédaction et la publication : Docteur **KIKOMA Jean-Luc**, Docteur **TAMUBANGO KITOKO Hermann**, pour leur aide indispensable.

Enfin, et surtout, je remercie sincèrement vous, chers lecteurs. C'est pour vous que j'ai écrit ces pages, et j'espère que vous trouverez un apport scientifique efficace pour la prise en charge des nouveau-nés hypotrophes.

Pr. Dr. YABA ANTONIKI

# Table de matières

# Chapitre I :

# Physiologie de la croissance fœtale

## I.1 Introduction

Le développement du futur nouveau-né comprend plusieurs étapes qui se superposent dans l'avancée de la gestation : la croissance et la maturation. La croissance in utero correspond à l'aspect quantitatif du développement, c'est-à-dire qu'elle est en lien avec la prolifération cellulaire. A contrario, l'étape de maturation in utero représente l'aspect qualitatif du développement, en lien avec la différenciation des différents types cellulaires. Ces deux phénomènes sont complexes et interdépendants.

La « période fœtale » commence au sens strict après la « période embryonnaire». Cette dernière dure 56 jours, soit huit semaines à compter de la fécondation, et est divisée en 23 stades basés sur des critères morphologiques (stades de Carnegie). Durant cette période, l'ensemble des ébauches d'organes qui se sont formées lors de la période embryonnaire va se développer, c'est-à-dire croître en taille (multiplication cellulaire) et se différencier (différenciation cellulaire).

Le phénomène continu et quantitatif qu'est la croissance fœtale peut être évalué essentiellement par deux critères : la taille et le poids. La taille fœtale s'exprime en centimètres (cm) et le poids fœtal en grammes (g).

La croissance fœtale comprend deux aspects particuliers : la croissance staturale (taille du fœtus, exprimée en centimètres) et la croissance pondérale (poids du fœtus, exprimé en grammes).

De façon intéressante, ces deux types de croissance n'ont pas lieu de façon simultanée chez le fœtus, la croissance staturale étant maximale au milieu du deuxième trimestre puis progressivement décroissante, alors que la croissance pondérale est lente jusqu'à 23 semaines de gestation pour évoluer vers un pic autour de 34 semaines de gestation. Enfin, la croissance pondérale est indissociable de la croissance placentaire (certains auteurs parlent de croissance foeto-placentaire ), leurs poids respectifs étant corrélés même si de larges variations existent(Alwasel et al., 2011; Barker et Thornburg, 2013). La croissance staturale se traduit quant à elle, en pratique, par la croissance du squelette fœtal. Enfin, la croissance fœtale est indissociable d'une définition « histologique » du terme, c'est-à-dire au niveau même de la cellule. En effet, on distingue deux modes de croissance cellulaire, tous deux ayant lieu lors de la croissance fœtale. Le premier mode de croissance est l'hyperplasie cellulaire, c'est-à-dire la multiplication du nombre de cellules présente dans l'organe étudié. Le deuxième mode de croissance est l'hypertrophie cellulaire, c'est-à-dire une augmentation de la masse cellulaire sans augmentation du nombre de cellules.

Cette croissance fœtale est sous la dépendance de facteurs complexes, génétiques d'une part, maternels et environnementaux d'autre part. Enfin, une régulation hormonale complexe joue un rôle également crucial sur la croissance fœtale (Wu et al., 2004; Abu-Saad et Fraser, 2010).

## I.2. Métabolisme énergétique de l'unité foeto-placentaire

Le métabolisme foeto-placentaire est basé sur les échanges entre les circulations maternelle et fœtale, via la « barrière » placentaire. Cette dernière est représentée par la distance villositaire séparant le sang maternel oxygéné se trouvant dans la chambre inter villeuse et le sang fœtal se trouvant dans les capillaires fœtaux des villosités.

Ces échanges font intervenir plusieurs modes de transport cellulaire : la diffusion passive (loi de Fick), la diffusion facilitée (transporteur spécifique sans hydrolyse de l'adénosine triphosphate [ATP]), le transport actif (avec hydrolyse d'ATP) et de façon plus anecdotique, la pinocytose/endocytose. Cette « barrière » villositaire est composée de plans successifs, à savoir (en allant de la chambre inter villeuse vers le secteur fœtal) du syncytiotrophoblaste, du cytotrophoblaste, d'un tissu mésenchymateux et de la paroi des capillaires fœtaux (cellules endothéliales)(Myren et al., 2007). En plus d'un rôle de sécrétion endocrine établi, le cytotrophoblaste et le syncytiotrophoblaste sont le siège de nombreux transporteurs qui sont totalement impliqués dans le passage transplacentaire de substances cruciales telles que les hormones thyroïdiennes, les neurotransmetteurs, les acides aminés, les sucres, mais aussi de nombreuses molécules médicamenteuses.

Le passage des molécules à travers cette « barrière » dépend d'autres facteurs complexes tels que le poids moléculaire de celles-ci, de leur lipophilie, de leur état d'ionisation au pH physiologique, mais aussi de l'expression de transporteurs (nécessitant de l'ATP) qui peuvent agir de façon opposée au gradient de concentration. Ainsi, le transfert placentaire des substrats doit être qualitativement et quantitativement adapté aux besoins nutritionnels du fœtus afin de garantir une croissance satisfaisante de celui-ci ; ce qui renforce le rôle majeur qu'a le placenta dans le phénomène de croissance fœtale.

Comme pour l'ensemble des tissus fœtaux, le glucose est le principal substrat énergétique de l'unité placentaire(Cetin et Alvino, 2009; Sandovici et al., 2012). Le glucose traverse la barrière placentaire par diffusion passive (loi de Fick), mais la limite de transfert est atteinte rapidement, ce qui implique la présence de transporteurs spécifiques permettant une diffusion facilitée, ne nécessitant pas d'énergie. Ce mode de transport implique également un gradient de concentration (comme la diffusion passive) de glucose entre les compartiments fœtal et maternel. Cette famille de transporteurs, appelée GLUT, comprend 14 iso formes (GLUT1-14)(Gao et al., 2012), avec une prédominance nette de SLC2A1/GLUT1 dans le trophoblaste humain (Baumann, Deborde et Illsley, 2002; Sandovici et al., 2012).

Le fœtus et le placenta nécessitant une utilisation du glucose pour leurs propres comptes énergétiques, il en résulte un gradient de concentration entre les deux « unités ». Seule la moitié du glucose capté par le placenta sera finalement transférée dans la circulation fœtale et ce mécanisme proportionnel à la glycémie maternelle a lieu jusqu'à des valeurs importantes de celle-ci (3,6 g/l). Au-dessus de ces concentrations extrêmes, les transporteurs de glucose sont saturés. La quantité des nutriments allouée au fœtus peut varier suite à des modifications de facteurs tels que la taille ou la morphologie placentaire, en modifiant l'abondance de transporteurs ou en modifiant le gradient transplacentaire impliqué dans la diffusion passive et facilitée.

Concernant les acides aminés indispensables à la croissance fœtale via la synthèse protéique, leur transfert à travers le placenta nécessite un mode de transport actif, dont le nombre de transporteurs va augmenter durant la gestation de manière concomitante à la phase de croissance fœtale exponentielle de la dernière partie de grossesse (Desforges et Sibley, 2010).

Lors de carences nutritionnelles maternelles, le nombre de transporteurs placentaires d'acides aminés augmente afin de préserver autant que la croissance fœtale, y compris si le placenta est de petite taille (Fowden et al., 2006; Vaughan et al., 2011)

Le placenta ne représente pas seulement une interface entre deux milieux, il possède son propre métabolisme avec une utilisation préférentielle du glucose qui lui permet d'assurer ses propres besoins énergétiques (60% du glucose capté dans la circulation maternelle) (Hauguel et al., 1983). Le glucose utilisé par le placenta est métabolisé pour moitié dans la voie de la glycolyse avec production de lactates (Hauguel et al., 1983). Même si la présence des mitochondries dans le placenta est importante, le métabolisme oxydatif du glucose ne représente qu'environ 10% du métabolisme placentaire du glucose (Desoye and Shafrir, 1994). Le reste du glucose est utilisé pour la biosynthèse et la constitution de réserves sous forme de glycogène et de triglycérides. Les données disponibles indiquent une absence probable de néoglucogenèse placentaire (Barash et al., 1991).

Ce partage des ressources énergétiques entre le fœtus et l'unité utéro-placentaire (environ 60% pour l'unité utéro-placentaire et 40% pour le fœtus) est altéré lors de conditions pathologiques telles que la malnutrition ou l'hypoxie par exemple (Fowden et al., 2006). Dans ces situations, même si les apports énergétiques sont globalement réduits, le placenta consomme une part plus importante des nutriments disponibles (Fowden et Moore, 2012). Quand ces situations sont prolongées dans le temps et menacent le fœtus, le placenta modifie son métabolisme au niveau cellulaire et mitochondrial afin de conserver des apports en oxygène et en glucose pour le fœtus en devenir(Illsley et al., 2010; Murray, 2012).

Dans des situations pathologiques extrêmes, le fœtus peut même fournir au placenta des nutriments pour lui permettre de maintenir son métabolisme déjà réduit (Harding and Johnston, 1995). Il peut même y avoir un conflit entre la mère et son fœtus, chacun ayant un intérêt à maintenir un métabolisme placentaire. À l'extrême, si la grossesse est compromise, il peut être dans l'intérêt de la mère de conserver les ressources pour elle-même induisant in fine une mort fœtale, plutôt que les partager avec un fœtus dont l'état de santé ultérieur ne serait pas garanti (Fowden et Moore, 2012).

Le métabolisme énergétique du fœtus comprend la croissance fœtale, la constitution de réserves énergétiques et les besoins oxydatifs. L'ensemble des substrats énergétiques fournis au fœtus par la circulation fœtale proviennent du sang maternel (glucose, acides aminés, acides gras libres) par l'intermédiaire de transporteurs placentaires ou par diffusion passive en fonction des molécules étudiées. Certains substrats comme le lactate, proviennent également de l'unité placentaire.

Sur le plan fœtal, environ 60% de glucose capté va entrer dans un métabolisme oxydatif, et les 40% restants vont permettre la croissance fœtale et la production de réserves (glycogène et de triglycérides). Même si les apports en glucose augmentent, le métabolisme oxydatif augmente de façon faible, l'excès d'apports aboutissant à une augmentation de la masse grasse et du stock de glycogène.

Dans des conditions physiologiques, la glycémie fœtale est inférieure à la glycémie maternelle permettant l'établissement du gradient de concentration entre les compartiments maternel et fœtal (Desforges et Sibley, 2010).

Dans des conditions pathologiques (retard de croissance fœtale, anomalies nutritionnelles ou métaboliques maternelles), le gradient de concentration se trouve altéré et des conséquences notables sur le transport du glucose ont été décrites (Sandovici et al., 2012). Ces données suggèrent qu'il existe une adaptation au transport du glucose, régulée par différents mécanismes, dont les effets sont dépendants de leur nature (Sandovici et al., 2012). Ainsi, la régulation du métabolisme du glucose se fait à priori par la production d'insuline fœtale, avec une augmentation de l'insulinémie fœtale suite à des hyperglycémies fœtales (Hiden et al., 2012).

Concernant les acides aminés, ceux-ci sont transférés via des transporteurs placentaires « actifs », c'est-à-dire nécessitant de l'énergie, sous forme d'ATP (Avagliano et al., 2012). Ainsi, à l'aide de ces transporteurs, le transfert des acides aminés peut se faire contre le gradient de concentration. Il est important de noter à cette occasion, que la concentration en acides aminés est maximale dans le placenta, supérieure aux concentrations fœtales et maternelles (Philipps et al., 1978). L'ensemble d'acides aminés qui seront transférés au fœtus va permettre à ce dernier de produire des protéines, lui permettant d'accomplir sa croissance (Avagliano et al., 2012), mais aussi une partie de ces molécules (lysine, tyrosine, alanine par exemple) va être utilisée en tant que substrats énergétiques (métabolisme oxydatif) notamment en cas de défaut d'apport en glucose (Gurekian et Koski, 2005)

Le lactate, quant à lui, est un substrat énergétique important pour le fœtus. En effet, une fois produit par le placenta, le gradient devient favorable au fœtus avec un déplacement du lactate vers ce dernier. Le lactate est ensuite oxydé par le foie fœtal (Sparks et al., 1982). Seule une faible partie de ce lactate sera utilisée ultérieurement dans la voie de la néoglucogenèse.

### I.3. Impact de la régulation hormonale sur la croissance fœtale

Les hormones pendant la grossesse peuvent favoriser la croissance fœtale, mais peuvent aussi inhiber cette dernière (Fowden et Forhead, 2009). Elles régulent par des mécanismes complexes la croissance des tissus et le développement des organes en contrôlant la prolifération cellulaire, la différenciation cellulaire et l'apoptose. Elles permettent également d'adapter les apports nutritionnels en fonction de la croissance fœtale et relaient les informations vers le placenta (Fowden et Forhead, 2009). Elles ont ainsi une action notable sur le métabolisme fœtal par des mécanismes d'action catabolique ou anabolique, en modifiant le taux de transfert de certains nutriments et enfin, en modifiant les fonctions endocrines placentaires (Fowden et Forhead, 2009). La régulation hormonale a donc un impact direct sur la trajectoire de croissance fœtale et fait donc partie intégrante de la programmation fœtale.

### I.3.1. Hormones stimulant la croissance fœtale

Il existe plusieurs hormones favorisant la croissance fœtale, les principales étant l'insuline, les insulin-like growth factors (IGF) et les hormones thyroïdiennes, mais aussi les hormones hypophysaires.

Leur rôle bénéfique sur la croissance fœtale a été mis en évidence de façon expérimentale car leur absence induisait des troubles de croissance manifestes (Fowden, 1995). En revanche, le rôle de l'hormone de croissance (growth hormone ou GH) ainsi que celui de l'hormone placentaire lactogène (hPL) restent à définir, car leur absence ne semble pas empêcher une croissance fœtale normale.

#### I.3.1.1. L'Insuline

L'insuline a ainsi un rôle direct sur la multiplication cellulaire et n'a a priori pas d'effet sur la différenciation cellulaire (Fowden et al., 1998).

Etant une hormone aux propriétés anabolisantes, l'insuline, agit par le biais du métabolisme des acides aminés et du glucose (Fowden et Forhead, 2009). Après administration expérimentale, elle favorise le transfert intracellulaire du glucose et des acides aminés, aboutissant à des taux plasmatiques fœtaux effondrés de glucose ou d'acides aminés (Shen et al., 2003).

#### I.3.1.2. La Famille des « insulin-like growth factors »

Les IGF sont des facteurs anabolisants entraînant une stimulation du métabolisme glucidique, cependant de façon moindre que l'insuline (Fowden et Hay, 1988; Shen et al., 2003).

L'administration d'IGF1 entraîne une stimulation de la synthèse protéique dans l'ensemble de l'organisme fœtal et dans certains organes spécifiquement (foie, muscle squelettique) (Bloomfield et al., 2002; Shen et al., 2003).

Les IGF ont de multiples actions sur le cycle cellulaire en agissant sur la multiplication et la différenciation cellulaires ou encore l'apoptose (Fowden, 2003). Quant à la différenciation cellulaire induite par les IGF, elle intéresse le muscle, le cerveau, les os ou encore les surrénales (Fowden et al, 1998; Fowden et Forhead, 2009).

### I.3.1.3. Les hormones thyroïdiennes

Le rôle des hormones thyroïdiennes sur le développement fœtal est fondamental, notamment sur le versant neurologique de celui-ci. En revanche, les données concernant leur retentissement sur la croissance fœtale sont moins claires (Shields et al., 2011). Les hypothyroïdies durant la grossesse mais aussi les thyrotoxicoses fœtales semblent associées à des retards de croissance fœtale, laissant sous-entendre que les hormones thyroïdiennes jouent bien un rôle sur la croissance fœtale (Blazer et al., 2003; Fowden, 2003).

Concernant le mode d'action des hormones thyroïdiennes, celles-ci se fixeraient sur des récepteurs nucléaires favorisant l'expression de certains gènes cibles régulant le développement du squelette fœtal (Abu et al., 1997). Par ailleurs, la relation entre poids fœtal et poids placentaire étant connue (Murphy et al., 2006), les hormones thyroïdiennes joueraient un rôle sur la croissance fœtale via leur action sur le placenta lui-même (Shields et al., 2011).

## I.3.2. Hormones inhibant la croissance fœtale

### I.3.2.1. Les glucocorticoïdes

Les principales hormones ayant un rôle d'inhibition de la croissance fœtale sont les glucocorticoïdes. Ces derniers jouent un rôle de signal de carence nutritionnelle et leur concentration augmente en réponse à différentes situations pathologiques.

Il a été montré que des administrations maternelle ou fœtale de glucocorticoïdes entraînent une diminution de la croissance fœtale dans de nombreuses espèces y compris l'espèce humaine (Fowden, Li et Forhead, 1998; Fowden et Forhead, 2009). Leurs effets sont dose-dépendants mais sont aussi fonctions du type de molécule utilisée, de la voie d'administration, de l'âge gestationnel lors de l'administration, ou encore du sexe fœtal.

Les corticoïdes induisent une diminution de la croissance placentaire, celle-ci étant plus marquée que celle ayant lieu au niveau fœtal (Fowden et al., 1998; Fowden et Forhead, 2009) .

Enfin, les corticoïdes jouent un rôle sur la différenciation cellulaire de nombreux tissus (poumons, tissus graisseux, foie, intestins) mais aussi sur la physiologie cellulaire (induction d'expression de transporteurs, d'enzymes).

#### I.3.2.2. La leptine

Principalement chez l'adulte, la leptine a une action sur l'hypothalamus, centre régulateur de la satiété et de la faim, et ce, par un mécanisme de rétrocontrôle.

Par ailleurs, ayant été retrouvée dans de nombreux tissus fœtaux, l'hypothèse sur un rôle de celle-ci sur la croissance fœtale a également été émise. Son taux dans le sang des cordons des nouveau-nés à terme a été corrélé directement aux biométries fœtales ainsi qu'au poids fœtal (Forhead et Fowden, 2009). D'autres données corroborent ces résultats, la leptine semblant également essentielle au contrôle du poids fœtal, la mutation de son gène (ou de son récepteur) abouti à une obésité majeure (Montague et al., 1997; Clément et al., 1998).

# Chapitre II :

# Métabolisme du fer

## II.1 Introduction

Le fer, élément 26 du tableau périodique, est le deuxième métal le plus abondant (après l'aluminium) et le quatrième élément le plus abondant de la croûte terrestre. Sa positionau milieu des éléments de la première série de transitions (ainsi désignée carleurs ions ont des orbitales « d » incomplètement remplies) implique que le fer a la possibilité dedifférents états d'oxydation (de –II à +VI), les principaux étant II (d6) et III(d5), bien qu'un certain nombre de mono-oxygénases fer-dépendantes génèrent une valence réactive intermédiaire élevée, Fe (IV) ou Fe (V) au cours de leur cycle catalytique. (Crichton et Boelaert, 2001; Stephanos et Addison, 2014)

Le fer minéral est présent dans la nature sous forme pure ou d'alliages à base de nickel, le plus souvent météorique mais aussi sous forme de fer terrestre dit « tellurique ». Il joue un rôle majeur en tant qu'oligoélément ou micronutriment pour de nombreuses espèces et comme élément régulant l'amplitude et la dynamique de la productivité primaire océanique, ce qui en fait une composante essentielle des cycles biogéochimiques marins et des puits de carbone marins. Le fer est donc indispensable à toute forme de vie, essentiellement pour assurer le transport d'oxygène ou catalyser des réactions de transfert d'électrons, de fixation d'azote ou de synthèse d'acide désoxyribonucléique (ADN).(Rodwell et al., 2018).

En solution, il peut exister sous deux états d'oxydation, Fe(II) et Fe(III). Au pH physiologique, Fe(II) s'oxydc facilement en Fe(III) qui précipite sous forme d'hydroxyde ferrique. De plus, le Fe(II), lorsqu'il est à l'état libre, catalyse par la réaction dite de «Fenton : ($H_2O_2 + Fe^{2+} \rightarrow OH^- + OH^{\bullet} + Fe^{3+}$.) », la production de formes radicalaires de l'oxygène, très réactives et particulièrement dangereuses pour la cellule (Beaumont et Girot, 2010; Grandchamp Desraux, 2011).

L'organisme d'un être humain adulte contient environ 4-5 g de fer, qui se répartissent essentiellement entre l'hémoglobine (2,5g), la ferritine (1 g) et les protéines à fer héminique (cytochrome, myoglobine) ou non héminique (Rubonucléotide réductase). Le fer est continuellement recyclé entre ces différents compartiments de l'organisme et un même atome de fer peut participer à plusieurs cycles d'érythropoïèse. Les pertes en fer proviennent principalement de la desquamation des cellules intestinales et des cellules de la peau, et comme il n'existe aucun mécanisme actif d'excrétion du fer, seul le contrôle de l'absorption intestinale du fer permet d'éviter une surcharge de l'organisme.(Beaumont et Girot, 2010; Stephanos et Addison, 2014).

## II.2. Sources alimentaires et besoins en fer

### II.2.1. Sources alimentaires

Dans les conditions physiologiques, le fer de l'organisme dépend exclusivement des apports alimentaires, mais son absorption digestive dépend de sa biodisponibilité, des nutriments qui l'accompagnent et de sa forme moléculaire selon qu'elle est héminique ou non héminique (Beaumont et Girot, 2010).

### II.2.2. Apports et besoins en fer

Avec un régime alimentaire normal, 10 à 20mg de fer sont apportés chaque jour, comblant largement les sorties qui sont normalement comprises entre 1 et 4 mg. On considère actuellement que les besoins quotidiens en fer sont de 1 à 2mg chez l'homme, 2 à 4mg chez la femme en période d'activité génitale (pour compenser les pertes menstruelles), et jusqu'à 6 mg/j chez la femme enceinte pour combler les besoins du fœtus. Dans notre alimentation, le fer est sous forme héminique (viandes, foie) montrant une bonne biodisponibilité (absorbé à 20–40% au niveau de l'intestin) ou sous forme non héminique (légumes, fruits), alors beaucoup moins biodisponible (absorbé à 2–15 %). Ainsi, seulement 10 à 20% du fer ingéré est absorbé, en fonction des besoins de l'érythropoïèse (Baudin, 2015).

Le tableau I, donne différents aliments contenant le fer et la forme moléculaire du fer qu'ils contiennent.

***Tableau I : Différents aliments et leur teneur en fer (en mg/100g)(Beaumont et Karim, 2013; Baudin, 2015)***

| Aliments | Teneur en fer | Forme moléculaire |
|---|---|---|
| Pomme | 0,3 | Non héminique |
| Orange | 0,4 | Non héminique |
| Tomate | 0,6 | Non héminique |
| Epinards | 3,1 | Non héminique |
| Maïs (corn flakes) | 1,4 | Non héminique |
| Pain | 0,7 | Non héminique |
| Chocolat à croquer | 1,4 | Non héminique |
| Vin | 0,3 à 5 | Non héminique |
| Beurre | 0,2 | Non héminique |
| Œuf (œuf de 48g) | 6,5 | Non héminique |
| Lait de vache pasteurisé | 0,04 | Non héminique |
| Lait maternel | 0,05 | Non héminique |
| Côte de bœuf | 3,1 | Héminique |
| Foie de bœuf | 6,5 | Héminique |
| Foie de veau | 8 | Héminique |
| Foie de porc | 19 | Héminique |
| Levure de bière sèche | 18 | Non héminique |
| Boudin noir cuit | 14 | Héminique |
| Poudre de cacao sans sucre | 12 | Non héminique |
| Foie de mouton | 11 | Héminique |
| Foie de volaille | 9 | Héminique |
| Farine de soja | 9 | Non héminique |
| Haricot blanc | 6 | Non héminique |
| Pois cassé | 6 | Non héminique |
| Sardine | 3,5 | Héminique |
| Noix | 3 | Non héminique |

## II.3. Absorption du fer

L'absorption du fer se réalise en plusieurs étapes. Au niveau de l'estomac, les aliments contenant du fer sont dégradés par les sucs digestifs libérant du fer ferreux ($Fe^{2+}$) héminique et du fer ferrique ($Fe^{3+}$) réduit par l'acidité gastrique en $Fe^{2+}$. La vitamine C et la cystéine des végétaux jouent aussi le rôle de réducteur. Le fer est maintenu sous cette forme réduite dans des complexes avec les ions oxalates ou phosphates, et les chélateurs contenus dans le thé, le vin ou les fibres végétales. D'autres chélateurs, comme les mucines et les acides aminés, stabilisent le fer sous forme oxydée ($Fe^{3+}$) (Beaumont and Girot, 2010).

L'absorption intestinale du fer est assurée par les entérocytes matures présents au sommet des villosités duodénales. Le fer est absorbé au pôle apical à partir du fer contenu dans les aliments puis transféré au pôle baso-latéral de l'entérocyte et exporté vers le plasma. Sachant que, le fer inorganique présent principalement sous forme de fer ferrique Fe(III) est faiblement assimilable, et le fer héminique est beaucoup mieux absorbé que le fer non héminique. Alors qu'un régime alimentaire normal contient chez l'homme, environ 10 à 20 mg de fer, sous forme de fer inorganique ou de fer organique lié à l'hème, seul 1 à 2 mg seront absorbés. Le contrôle de l'absorption intestinale du fer dépend de la biodisponibilité et de la quantité du fer dans l'alimentation, des régulations transcriptionnelles et post-transcriptionnelles des gènes de l'entérocyte impliqués dans la capacitation et l'export du fer ; enfin des régulations systémiques.

### II.3.1. Absorption au pôle apical de l'entérocyte

La première étape de l'absorption du fer non héminique consiste en la réduction de fer ferrique Fe(III) à l'état de fer ferreux Fe(II) par des réductases membranaires suivi du transport à travers la membrane de l'entérocyte par DMT1. Plusieurs iso formes de DMT1 ont été rapportées. Une iso forme codée par un ARNm contenant un «iron responsive element» (IRE) est principalement exprimée au pôle apical des entérocytes duodénaux et constitue une voie très spécifique d'acquisition de Fe(II) par ces cellules.

Le mécanisme de l'absorption de l'hème est encore mal compris mais peut dépendre du transporteur récemment identifié, HCP1. Après absorption, l'hème est catabolisé par l'hème oxygénase 1 et rejoint le fer absorbé par DMT1 (Grandchamp Desraux, 2011).

### II.3.2. Transfert du fer vers le plasma au pôle baso-latéral

Le fer absorbé au pôle apical est ensuite soit stocké par la ferritine au sein même de l'entérocyte sous forme de ferritine, auquel cas il sera éliminé par desquamation de l'entérocyte mature, soit transféré au pôle baso-latéral de l'entérocyte et exporté vers le plasma par l'intermédiaire de la ferroportine. Pour être pris en charge par la transferrine plasmatique, le fer doit être ré oxydé en Fe(III), étape catalysée par l'héphaestine, une ferroxydase ancrée dans la membrane de l'entérocyte.

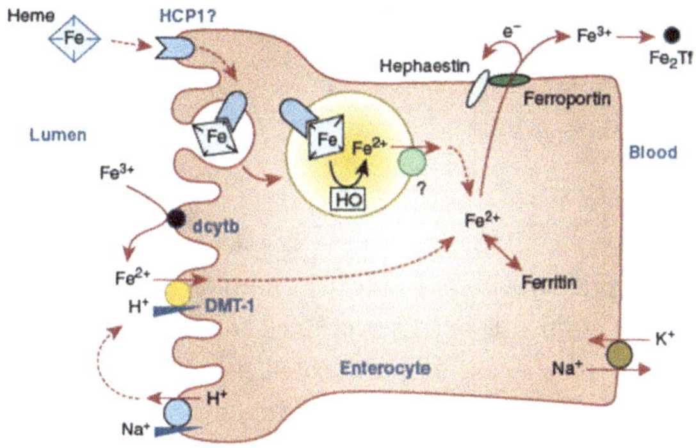


***Figure 1 : Mécanismes d'absorption du fer de la lumière intestinale vers le plasma (Kaushansky, 2016)***

## II.4. Fer dans l'organisme

### II.4.1. Différentes formes et fonctions du fer dans l'organisme

Dans l'organisme, en plus des protéines qui sont spécifiquement impliquées dans le stockage ou le transport du fer, de nombreuses protéines utilisent le fer pour leur fonction. Ces protéines peuvent être subdivisées suivant le degré de coordination de l'atome de fer dans la molécule, ce qui fait apparaître la grande variété des fonctions auxquelles le fer est associé :

- ✓ Les hémoprotéines représentent une première classe de protéines où le fer est présent sous forme d'hème, lié aux quatre noyaux pyrroles d'une molécule de Protoporphyrine IX.
- ✓ Une deuxième classe des protéines à fer est constituée par les protéines à centre fer-soufre. Ces anciens cofacteurs sont constitués des cations ($Fe^{2+}$ ou $Fe^{3+}$) et d'ions sulfure ($S^{2+}$). Ces structures de composition variable de type [2Fe-2S], [3Fe-4S] ou [4Fe-4S] sont liées à la protéine par l'intermédiaire des résidus cystéine. Les protéines Fe-S se trouvent principalement parmi les transporteurs d'électrons et elles sont présentes dans la mitochondrie, le cytosol et le noyau,
- ✓ La troisième classe contient de protéines non héminiques, non Fe-S, où le fer est présent sous forme d'un seul atome associé à des acides aminés particuliers (le plus souvent une histidine ou une cystéine) du site actif, avec une organisation

du site de coordination très variable suivant les enzymes (Crichton et Boelaert, 2001; Beaumont et Girot, 2010).

### II.4.2. Transport plasmatique

Chez les mammifères, le fer circule dans le plasma lié à la transferrine, une protéine abondante synthétisée par le foie et dans une moindre mesure par les cellules de Sertoli, les oligodendrocytes, le plexus choroïde et les cellules neuronales. La transferrine lie deux atomes de Fe(III) avec une haute affinité (kd = $10^{-23}$ mol/l) et cette fixation nécessite la présence d'un ion carbonate ou bicarbonate. La transferrine est une molécule bilobée, chaque lobe pouvant fixer un atome de fer. Dans les conditions normales, la saturation de la transferrine est de l'ordre de 30 % et quatre formes moléculaires distinctes sont présentes dans le plasma, correspondant à l'Apotransferrine, à la transferrine ayant fixé deux atomes de fer et aux deux formes mono ferriques comportant seulement un atome de fer par molécule, à l'extrémité C-terminale ou à l'extrémité N-terminale.

La transferrine appartient à une famille de protéines de transport du fer qui présentent de fortes homologies de séquence, à savoir l'ovotransferrine, présente dans le blanc de poulet, la mélano transferrine (anciennement connue sous le nom d'antigène tumoral p97) et la lactoferrine. Cette dernière est une glycoprotéine aux multiples fonctions, dont la principale est de fixer le fer avec une affinité supérieure à celle de la transferrine et de limiter la croissance bactérienne. La lactoferrine est présente dans le lait, les larmes et dans les granules des polynucléaires neutrophiles (Beaumont et Girot, 2010; Grandchamp Desraux, 2011).

La transferrine di ferrique se fixe sur des récepteurs membranaires spécifiques présents en nombre variable à la surface de la plupart des cellules. Il existe deux formes moléculaires distinctes du récepteur : RTf1, et RTf2.

RTf1 est exprimé à la surface de toutes les cellules de l'organisme utilisant le fer et il est abondamment plus exprimé que RTf2. Son affinité à la transferrine est plus élevée que celle du RTf2 (Crichton et Boelaert, 2001). Le RTf2, ne serait pas impliqué dans l'apport de fer aux cellules, mais son expression hépatique est nécessaire pour l'expression et la régulation normale de l'hepcidine. Le TfR2 influence le complexe BMP et sa voie de signalisation pour réguler la transcription de l'hepcidine, mais le mécanisme moléculaire de cet effet n'est pas encore compris. Le TfR2 est également exprimé dans les précurseurs érythroïdes où il interagit avec le récepteur de l'érythropoïétine et module négativement l'érythropoïèse, mettant peut-être un frein à la production d'érythrocytes pendant une carence en fer (Kaushansky, 2016).

La fixation de la transferrine sur son récepteur entraîne la formation d'une vésicule d'endocytose et l'internalisation du complexe. L'acidification progressive de l'endosome sous l'action d'une $H^+$/ATPase et la réduction du fer entraînent la dissociation du fer de sa liaison à la transferrine. Une ferri-réductase endosomique de la famille Steap réduit le Fe(III) en Fe(II), permettant ensuite le transport de l'ion Fe(II) ainsi libéré vers le cytoplasme par Nramp2/DMT1, transporteur des cations divalents appartenant à la famille natural resistance associated macrophage protein (Nramp). Nramp2/DMT1 (DMT pour duodenal metal transporter) est un cotransporteur des ions $H^+$ et du Fe(II), permettant de transporter le fer d'un microenvironnement acide (la lumière duodénale ou l'endosome) vers le cytoplasme. À pH acide, la transferrine reste fixée sur son récepteur et se trouve recyclée vers le plasma par fusion de l'endosome avec la membrane plasmique (Beaumont et Girot, 2010).

Lorsque la capacité de fixation de la transferrine est saturée, le fer peut apparaître dans le sérum sous forme libre, non lié à la transferrine (NTBI, non-transferrin bound iron). Ce fer pénètre facilement dans les cellules, particulièrement dans le foie et dans le cœur, par diffusion passive facilitée ou par un système de transport encore non identifié ; il peut contribuer à la survenue d'une surcharge tissulaire et se trouver à l'origine de dommages cellulaires importants. Le NTBI a un rôle postulé dans la pathogenèse de la toxicité ferreuse en raison des dommages oxydatifs et du risque de sensibilité accrue aux maladies infectieuses telles que le paludisme(Pfeiffer et Looker, 2017).

### II.4.3. Macrophage et entérocyte : des voies d'acquisition spécifiques

Le fer absorbé est continuellement recyclé entre différents compartiments de l'organisme, parfois utilisant des récepteurs spécifiques autres que le RTf. Entre autre :

- **Le CD163,** récepteur spécifique du complexe hémoglobine-haptoglobine exprimé par les macrophages, permet de neutraliser l'hémoglobine libérée par l'hémolyse intravasculaire, qu'elle soit normale ou pathologique comme dans les anémies hémolytiques.
- **La méga line et la cubiline** sont deux récepteurs à ligands multiples fortement exprimés au pôle apical des cellules du tube proximal dans le rein. Ces deux récepteurs participent à la réabsorption des protéines filtrées par le glomérule, parmi lesquelles l'albumine, l'apolipoprotéine A1 et aussi la transferrine. Cette voie mégaline-cubiline d'acquisition du fer pourrait en fait représenter la principale source de fer pour les cellules tubulaires.
- **Les lipocalines** forment une famille de protéines qui lient des petits ligands hydrophobes et interagissent avec des récepteurs membranaires. La lipocaline 2

lie avec une très haute affinité l'entérochéline, sidérophore bactérien, et joue un rôle essentiel pour limiter la croissance des bactéries communes qui synthétisent l'entérochéline. Cependant, il a été montré que la lipocaline 2 synthétisée par le bourgeon urétral sert de donneur de fer aux cellules mésenchymateuses pour permettre le développement de l'épithélium tubulaire (Beaumont et Girot, 2010).

### II.4.4. Fer mitochondrial

La mitochondrie représente un compartiment important d'utilisation du fer intracellulaire, voire le compartiment principal dans certaines cellules comme les précurseurs érythropoïétique de la moelle osseuse. Le fer intra-mitochondrial est utilisé pour la synthèse d'hème et l'assemblage des centres fer-soufre.

#### ✓ Entrée du fer dans la mitochondrie

Un transporteur de la membrane inter mitochondriale, la mitoferrine (Mfrn, SLC25a37), permet le passage du fer du cytosol vers la matrice mitochondriale. C'est une protéine de la famille des « solute carrier proteins, » exprimée dans la membrane interne mitochondriale(Grandchamp Desraux, 2011). Les cellules des mammifères portent la Mfrn2, une para logue de la Mfrn1chez les souris. L'extinction simultanée de Mfrn1 et Mfrn2 dans des cellules en culture induit une réduction de la synthèse d'hème de 90 %. De façon intéressante, dans ces conditions, l'assemblage des centres fer-soufre est aussi perturbé, ce qui maintient IRP1 sous forme native avec une forte affinité de liaison aux IRE, réprimant ainsi la synthèse de la ferritine.

#### ✓ Synthèse de l'hème

La chaîne de biosynthèse de l'hème comporte huit étapes enzymatiques, qui sont successivement mitochondriale, cytosolique puis de nouveau mitochondriale. La première enzyme de la synthèse d'hème est l'acide delta aminolévulinique synthétase qui catalyse la condensation d'une glycine et du succinyl-CoA pour former l'acide delta aminolévulinique (ALA). La dernière étape de la chaîne de biosynthèse de l'hème est catalysée par la ferrochélatase mitochondriale qui insère l'ion ferreux dans la molécule de protoporphyrine IX (PPIX) pour former l'hème. Dans les conditions de carence en fer, il y a accumulation de Zn-PPIX dans les érythrocytes alors que le déficit en ferrochélatase induit une accumulation de PPIX libre. Après sa synthèse, l'hème est exporté vers le cytosol pour être associée aux chaînes de globine ou aux apocytochromes (Grandchamp Desraux, 2011).

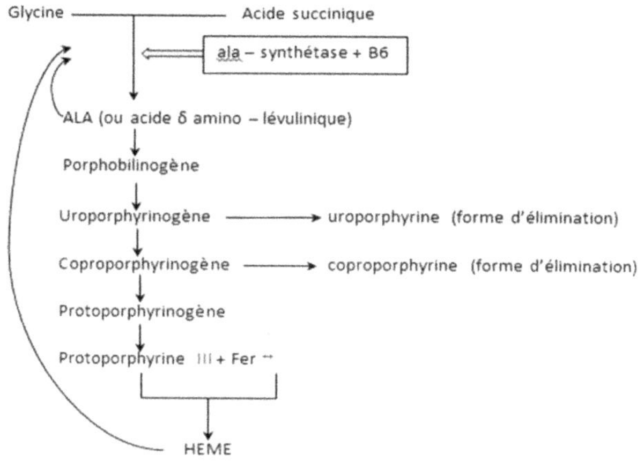


***Figure 2 : Schéma de la synthèse de l'hème (Lévy et al., 2008).***

## ✓ Assemblage des centres fer-soufre

Le fer est aussi utilisé pour l'assemblage des centres fer-soufre. Ces cofacteurs sont associés aux sites accepteurs des protéines par coordination grâce aux groupements SH des cystéines. Les protéines à centre fer-soufre sont impliquées dans les transports d'électrons et sont présentes dans la mitochondrie, le cytosol et le noyau. Mais la biosynthèse des centres Fe-S se déroule dans la mitochondrie. Ces protéines jouent des rôles biologiques importants, tels que la catalyse de certaines réactions, la régulation de l'expression des gènes. Récemment, des protéines impliquées dans la réplication et la réparation de l'ADN, dont les ADN polymérases réplicatives eucaryotes (Pol α, Pol ε, Pol δ et Pol ζ) et les hélicases d'ADN impliquées dans la réparation des dommages à l'ADN, telles que XPD et FancJ, se sont avérées contenir des centres Fe – S qui stabilisent leur structure (Crichton et Boelaert, 2001; Zhang, 2014). La biosynthèse des centres Fe-S nécessite une machinerie complexe comprenant la cystéine désulfurase, les protéines d'échafaudage (Isu1, Isu2 / ISCU) pour l'assemblage d'intermédiaires, les donneurs de soufre Nfs1 / NFS1, Isd11 / ISD11, Yfh1 / frataxine (FXN), et les protéines de transport d'électrons Yah1 / ferrédoxine2 (FDX2) et Arh1 / ferrédoxine réductase (FDXR) pour apporter le fer. Les mitochondries ont tous ces composants essentiels et peuvent synthétiser les clusters de manière autonome lorsqu'ils sont fournis en ingrédients clés, notamment, la cystéine, le soufre et le fer(Zhang et al., 2008).

## ✓ Stockage du fer

Le chélateur naturel du fer dans les cellules est la ferritine, une protéine complexe hautement spécialisée permettant de séquestrer rapidement le fer sous une forme facilement disponible, non réactive, et de constituer des réserves à long terme. Chez l'homme, les principales réserves en fer se trouvent dans le foie et dans la rate. La ferritine est une protéine hétérogène, constituée d'une coquille protéique creuse de diamètre extérieur de 12-13 nm et d'un noyau ferrique pouvant contenir jusqu'à 4 000 atomes de fer au sein de la cavité centrale.

Les réserves de fer tissulaires sont associées à la ferritine et aussi à l'hémosidérine, forme partiellement dégradée de la ferritine avec une teneur en fer plus élevée. La mobilisation du fer des réserves en réponse à un traitement chélateur ou à des saignées itératives nécessite probablement la dégradation complète de l'hémosidérine dans les lysosomes pour mobiliser le fer de réserve. La ferritine est aussi présente dans le plasma à l'état de traces (20 à 200 µg/l dans les conditions normales) et résulte probablement d'une sécrétion par les macrophages et les hépatocytes (Beaumont et Girot, 2010).

## II.5. Contrôle cellulaire et hormonal

Le contrôle du métabolisme du fer s'exerce à deux niveaux, un niveau cellulaire dans les cellules participant au métabolisme du fer (entérocytes, hépatocytes et érythroblastes), et un niveau hormonal avec la sécrétion d'hepcidine par le foie, hormone active sur les entérocytes et la moelle érythropoïétique. Au niveau cellulaire le contrôle de l'homéostasie du fer implique un mécanisme de régulation traductionnelle qui utilise le système IRE (iron regulation elements)/IRP (iron regulatory protein). Les IRE sont des séquences nucléotidiques situées sur les ARN messagers (ARNm) codant pour les protéines TRF-1, DMT-1, ferroportine et ferritine ; elles sont localisées en position 3 dans une structure en tige/boucle pour les deux premiers ARNm et en position 5 dans une autre structure en tige/boucle pour les ARNm de la ferritine et de la ferroportine. Les IRP (IRP-1 et -2) sont des protéines interagissant spécifiquement avec les séquences IRE. Cette interaction protéine/ARN protège l'ARNm contre un clivage par les endonucléases quand elle est en 3, donc favorise la traduction ribosomique, mais l'inhibe quand elle est en 5 de l'ARNm. En cas de déficit en fer, les IRPs se fixent sur les structures tige/boucle favorisant la synthèse du DMT-1 permettant à plus de fer alimentaire d'entrer dans les entérocytes. La synthèse de TFR-1 est aussi augmentée accentuant le transport du fer vers les érythroblastes de la moelle, stimulant la synthèse de nouvelles molécules d'hémoglobine. En revanche, la synthèse de ferritine est bloquée afin de ne pas favoriser le stockage du fer pendant la situation de carence. En cas de surcharge en fer, les IRP acquièrent un centre fer-soufre, perdent leur affinité de liaison aux IREs et ne peuvent se fixer à eux (Beaumont et Girot, 2010). Il en résulte que les ARNm des TFR-1 et DMT-1 deviennent moins bien traduits, limitant ainsi l'absorption, le recyclage et le transport du fer. En revanche, l'ARNm de la ferritine s'en porte bien, sa traduction est efficace ; l'augmentation de la synthèse de ferritine hépatique va permettre le stockage du fer, jusqu'à devenir pathologique si le mécanisme est dérégulé.

On peut intégrer ce mécanisme de régulation traductionnelle avec la différenciation et la migration des entérocytes villositaire. En effet, les entérocytes des villosités de la muqueuse duodéno-jéjunale subissent un cycle de maturation qui part du fond de la crypte villositaire (entérocytes indifférenciés exprimant peu DMT-1 et ferroportine) pour aller vers l'apex villositaire où on trouve surtout des entérocytes matures, équipés en transporteurs pour absorber le fer. Des signaux, certainement humoraux, régulent cette maturation ; les signaux activateurs seraient sensibles à la carence en fer, aux besoins d'une érythropoïèse accrue, à l'hypoxie ou encore à l'inflammation ; les signaux inhibiteurs seraient sensibles à l'excès de fer. On connaît deux modulateurs négatifs, le système HFE membranaire et l'hepcidine. Le mécanisme du système HFE est actuellement fortement contestée, et l'accent est maintenant donné sur le rôle central joué par l'hepcidine (Baudin, 2015).

L'hepcidine est un peptide de 25 acides aminés synthétisé essentiellement par les hépatocytes sous forme d'un précurseur de 83 acides aminés, raccourci par un mécanisme mal connu pour donner la forme active retrouvée dans le plasma. Sa synthèse hépatique est stimulée par l'existence d'un stock élevé en fer, par l'inflammation et par le lipopolysaccharide bactérien. Cette hormone est hyposidérémiante en inhibant l'absorption intestinale du fer, sa cible étant la ferroportine à la face basale des entérocytes en favorisant sa dégradation ; l'hepcidine agirait surtout sur les entérocytes matures et sur la ferroportine des macrophages diminuant la sortie du fer, avec globalement une diminution de la saturation de la transferrine. L'inflammation et l'infection bactérienne auront les mêmes effets avec diminution du fer sérique et du coefficient de saturation. À l'inverse, un niveau bas d'hepcidine facilite l'entrée du fer au niveau intestinal et sa sortie des macrophages venant saturer la transferrine ; on retrouve cet état dans les carences en fer, les anémies et l'hypoxie (Baudin, 2015).

## II.6. Méthodes d'évaluation du stock martial

### II.6.1. Méthodes biochimiques

Les méthodes courantes font appel à la mesure du fer sérique, de la capacité totale de la fixation de la transferrine, du coefficient de saturation de la transferrine et de la ferritine sérique. Les valeurs normales du fer sérique sont de 18 ± 6 µmol/l. La capacité totale de fixation de la transferrine est un dosage fonctionnel de la transferrine; sa valeur normale est de 55 ± 10 µmol/l. Le coefficient de saturation de la transferrine correspond au rapport du fer sérique sur la capacité totale de fixation de la transferrine; ses valeurs normales sont de 15 % à 40 % et des taux dépassant 50 % chez la femme et 55 % chez l'homme sont de bons indicateurs d'une surcharge en fer. La ferritine sérique est modifiée par les états d'inflammation et la cytolyse hépatique qui augmentent sa concentration circulante et qui rendent parfois son interprétation difficile. Enfin, le dosage d'hepcidine sérique pourrait apporter un complément important à l'exploration du métabolisme du fer. Plusieurs méthodes de type Elisa (enzyme linked immunosorbent assay) ou spectrométrie de masse sont disponibles actuellement, mais principalement à des fins de recherche. Il apparaît clairement que le dosage de l'hepcidine peut être un élément diagnostique important dans les pathologies héréditaires du métabolisme du fer, aussi bien pour les hémochromatoses génétiques, qui s'accompagnent toutes d'un défaut d'expression ou de régulation de l'hepcidine, quel que soit le gène en cause, que pour des anémies microcytaires hypochromes, qui peuvent dans certains cas être dues à une expression anormale d'hepcidine . Enfin, le dosage de l'hepcidine lorsqu'il est disponible en routine, est un atout important pour l'optimisation de la prise en charge de l'anémie des états inflammatoires ou du cancer, un taux d'hepcidine bas étant une indication de traitement martial(Beaumont et Girot, 2010; Pfeiffer et Looker, 2017).

### II.6.2. Méthodes biophysiques d'imagerie

Depuis une quinzaine d'années, les propriétés magnétiques du fer contenu dans la ferritine et l'hémosidérine sont utilisées dans le cadre de la méthode SQUID (Superconductible Quantum Interference Device) pour la mesure quantitative non sanglante du fer contenu dans les tissus. La limite de la technique est le petit nombre de centres équipés d'appareils disponibles, deux en Europe et un aux États-Unis. Plus récemment, de nouvelles techniques d'imagerie par résonance magnétique (IRM) ont été mises au point dans de nombreux centres d'imagerie pour la mesure du fer dans le foie et dans le cœur, deux organes cibles de la surcharge en fer. Elles sont basées sur la mesure du signal IRM hépatique qui diminue lors d'une surcharge en fer. Cette chute de signal, qui est évaluée sur des séquences sensibles au fer dites pondérées en T2*, est proportionnelle à la concentration en fer dans l'organe. Dans le cas de fortes surcharges, l'adjonction de séquences supplémentaires moins sensibles au fer, dites pondérées en T1, est nécessaire. Cependant, dans les surcharges hépatiques très élevées (> 350 µmol soit 19,5 mg/g de foie) le signal IRM est trop faible pour être enregistré et la mesure est saturée. Pour lever cette difficulté, de nouvelles séquences adaptées aux surcharges hépatiques massives ont été mises au point et sont actuellement disponibles sur le site web : http://oernst.f5lvg.free.fr/liver/iron.html. La durée de l'examen est d'une quinzaine de minutes. Une étude du cœur peut être réalisée dans le même temps. Elle comprend des séquences dynamiques de cinérésonance magnétique afin d'évaluer la fonction cardiaque globale (calcul de la fraction d'éjection) et régionale, à la recherche notamment d'une cardiomyopathie restrictive avec altération de la fonction diastolique. La mesure de la concentration de fer intra-myocardique est basée sur des séquences rapides pondérées T2*, acquises en une ou plusieurs apnées. La présence d'artefacts de mouvements, liés aux battements cardiaques, peut parfois gêner la mesure. À la différence du parenchyme hépatique, le calcul n'exprime pas la concentration en µmol ou mg de fer par gramme de tissu mais, à défaut d'abaques connus pour le cœur, donne directement la valeur du T2* myocardique en millisecondes (valeur normale : 50 à 60 ms). Plus ce chiffre est faible, plus la surcharge ferrique est forte. Une valeur inférieure à 20 ms semble associée à une dégradation systématique des paramètres de la fonction cardiaque.(Beaumont et Girot, 2010)

### II.6.3. Méthodes histologiques

La biopsie hépatique permet de déterminer la quantité de fer par gramme de tissu sec. Ce test qui a été largement utilisé pour affirmer le diagnostic d'hémosidérose génétique a tendance à être remplacé par les méthodes d'imagerie(Beaumont et Girot, 2010).

## II.7. Echange materno-foetal de fer pendant la grossesse

La dotation en fer du fœtus dépend exclusivement du transport placentaire, et donc directement du pool maternel(Sangkhae et al., 2019). Le mécanisme de transport se fait comme suit :

Le fer circulant dans le lit vasculaire maternel lié à la transferrine arrive à l'interface maternelle du placenta. La transferrine se lie à son récepteur qui se trouve sur la face maternel du syncytiotrophoblaste. Le complexe Fe-Tf/TfR ainsi formé est internalisé dans une vésicule d'endocytose qui acidifie son milieu peu à peu pour atteindre un pH bas favorisant la libération du fer de sa liaison à la transferrine. L'Apotransferrine retourne à l'interface maternelle du syncytiotrophoblaste où la transferrine est relarguée dans le sang maternel pour une réutilisation. Le fer libéré est transporté vers le cytosol par le DMT où il est soit stocké et utilisé dans la cellule syncytiotrophoblastique, soit transféré vers la face fœtale par la ferroportine. De la face fœtale, le fer est ensuite lié à la transferrine pour son transport dans le courant sanguin fœtal(Koenig et al., 2014). Lorsque la mère est carencée en fer, le placenta augmente le nombre des TfR placentaire de la face maternelle du syncytiotrophoblaste pour extraire plus de fer et le redistribuer au fœtus qui se comporte alors en prédateur vis-à-vis de sa mère. Dans la surcharge en fer, le placenta exprime moins des RfT pour protéger le fœtus(Allen, 2000).

## II.8. Problématique de la supplémentation en fer

### II.8.1. Intérêt de la supplémentation en fer

La supplémentation en fer est devenue systématique au cours de la grossesse pour la majorité des gynécologues-obstétriciens, ce qui peut paraître justifié étant donné la fréquence de la carence en fer dans le monde et les recommandations de nombreuses organisations ou sociétés savantes, encore que toutes ne soient pas d'accord sur les doses de fer à prescrire. La prévention de l'anémie (hémoglobine < 11 g/dl) qui est constatée chez 51 % des patientes (tous pays confondus) par l'OMS est le principal argument de cette attitude systématique. Le dosage de l'hémoglobine doit rester le critère essentiel pour décider d'une supplémentation et doit être surveillé pour éviter des taux supérieurs à 13 g/dl potentiellement à risque(Ayoubi et al., 2012).

### II.8.2. Risques de la supplémentation systématique

Les troubles digestifs (nausées, constipation) sont étroitement corrélés à des doses trop élevées. L'emploi de préparations pouvant être prises au cours des repas en diminue encore la fréquence. Récemment, une controverse s'est développée concernant le risque oxydatif lié à un apport excessif et systématique en fer, dont on sait qu'il participe in vivo à la génération des formes radicalaires OH extrêmement agressives. Cet inconvénient, source peut-être de retentissement fœtal et maternel, pourrait aggraver le stress oxydant de la grossesse ; celui-ci pourrait se trouver neutralisé par une poly-supplémentation associant des éléments antioxydants tels que le zinc, les vitamines E, C et peut-être la β-carotène.

### II.8.3. Supplémentation chez le nouveau-né

Chez le nouveau-né en zone d'endémie palustre, l'OMS recommande une supplémentation systématique chez tous les nouveau-nés prématurés et de faible poids. La supplémentation doit débuter à deux mois de vie et durer 3 mois pour restaurer les réserves en fer. Pour les nouveau-nés à terme et normopondérés, elle recommande une supplémentation seulement pour ceux présentant une carence. La supplémentation débutera à deux mois de vie et devra durer 3 mois(Allen et al., 2008).

Certains pays quant à eux, recommandent une supplémentation dès la naissance à cause des lourdes conséquences de la carence martiale reconnue aux nouveau-nés. Mais que la supplémentation se fasse uniquement chez les enfants carencés, hypotrophes ou normopondérés car, il a été constaté que chez les enfants non carencés la supplémentation en fer a entraîné une augmentation de la morbidité et de la mortalité dues au paludisme et aux infections bactériennes(Sazawal et al., 2006; Al-Omran, 2012).

# Chapitre III :

# Faible poids de naissance

## III.1. Définition

Les enfants de petit poids de naissance (EPPN) sont habituellement définis comme les enfants de moins de 2 500 g. Les Anglo-Saxons y distinguent deux sous-groupes : les very low birth weight (VLBW) qui sont les enfants de moins de 1 500 g et les extremely low birth weight (ELBW) qui sont les enfants de moins de 1 000 g (Ela et al., 2019).

## III.2. Épidémiologie

Les données de l'OMS et l'UNICEF de 2004 rapportent une prévalence mondiale de 15,5% de FPN. Géographiquement, elle se repartit selon la carte présentée par la figure 4. Le continent Africain est le plus touché, avec à lui seul 72% de cas.

En 2013, à Lubumbashi (RD Congo), une étude menée dans 10 maternités des hôpitaux généraux de référence a rapporté une prévalence de 6,4% de cas(Luhete et al. 2015) alors que dans le milieu semi-rural de Kamina elle est de 14,3% (Kangulu et al., 2014).

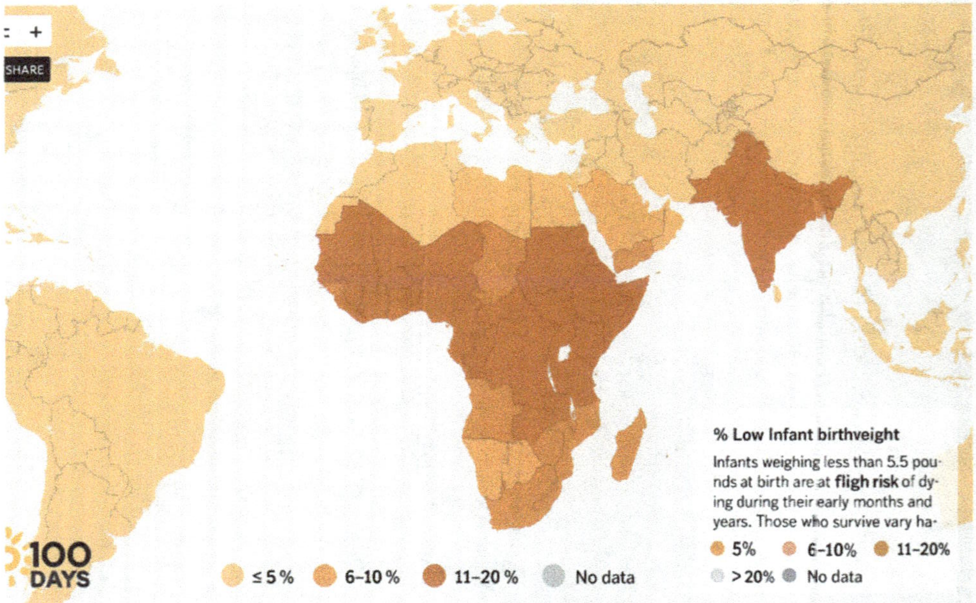


*Figure 3 : Répartition géographique des FPN (UNICEF).*

## III.3. Étiologies des faibles poids de naissance

Deux mécanismes principaux peuvent conduire à la naissance d'enfants de faible poids: la prématurité et le retard de croissance intra-utérin (RCIU). Ces 2 mécanismes peuvent parfois être associés. L'identification du mécanisme qui est à l'origine du FPN est importante dans la prise en charge du nouveau-né puisque les conséquences sur la morbidité, la mortalité et l'évolution staturo-pondérale peuvent être différentes. Dans les pays industrialisés, la majorité des FPN est due à des naissances prématurées alors que dans les pays en développement, le RCIU est incriminé dans la majorité des cas (Setondji, 2014). Nous ne parlerons ici que du RCIU.

### III.3.1. Retard de croissance intra-utérin (« intrauterine growth restriction »)

Le RCIU est une pathologie caractérisée par une cassure de la courbe de croissance fœtale, aboutissant habituellement à un poids de naissance inférieur au 10e centile. Il est dit « sévère » ou « modéré » selon les mêmes critères que pour le PAG. Le fœtus affecté par un RCIU est un sujet malade. Il encourt des risques pouvant aller jusqu'à la mort fœtale in utero ou la survenue de lésions neurologiques responsables d'un handicap. Le poids de naissance de ces enfants n'est pas constamment inférieur au 10e centile. Par exemple, si la pathologie survient tardivement et que le fœtus avait jusque-là une croissance au 90e centile, la cassure de la courbe de croissance peut aboutir à un poids de naissance au 20e centile. Un RCIU authentique est donc compatible avec un poids de naissance « normal ». L'élément essentiel est la cassure de la courbe(Harika, 2015).

Il existe deux types de RCIU : symétrique (ou harmonieux) et asymétrique (ou disharmonieux). Chez les nouveau-nés asymétriques ou disharmonieux, seule la croissance pondérale est affectée et c'est le reflet de perturbations tardives aiguës ou subaiguës de la croissance in utero. Ce type de RCIU est surtout retrouvé dans les pays développés. Lorsqu'on parle de RCIU symétrique ou harmonieux, tous les paramètres (poids, taille et périmètre crânien) sont touchés. C'est le reflet de perturbations précoces (en début de grossesse) avec une restriction chronique de la croissance in utero. Ce RCIU est typique des populations défavorisées des pays en développement(Setondji, 2014).

Dans les zones pauvres ou défavorisées, le RCIU n'est souvent diagnostiqué qu'à la naissance. Toutefois il existe des méthodes utilisées dans la pratique courante telles que la palpation clinique et la mesure de la hauteur utérine qui peuvent permettre une détection anténatale. Dans une grossesse monofoetale une hauteur utérine inférieure de 4 cm à la valeur attendue selon l'âge gestationnel peut faire évoquer un RCIU.

Dans les pays industrialisés et les pays en développement où l'accès aux soins est de bonne qualité, le RCIU peut être diagnostiqué plus tôt in utero par une baisse de la vitesse de croissance du fœtus lors d'une série d'échographies espacées avec des mesures biométriques fœtales.

**RCIU versus « petit pour l'âge gestationnel »**

Par le passé ces 2 concepts étaient utilisés de façon interchangeable, mais aujourd'hui les approches sont différentes. Des réflexions sont nées du fait que la population des « petits pour l'âge gestationnel » n'est pas homogène. En effet on y retrouve les enfants constitutionnellement petits et les enfants petits par maladie. De plus selon certains auteurs (Karlberg et Albertsson-Wikland 1995; Laron et Mimouni 2005), les « petits pour l'âge gestationnel » regroupent les nouveau-nés de petit poids mais avec une taille normale, les nouveau-nés de petite taille mais avec un poids normal et les nouveau-nés avec un petit poids et une petite taille. Le consensus qui se dégage mais qui n'est pas encore totalement adopté est que le terme RCIU devrait être utilisé uniquement pour ce qui se passe durant la vie intra-utérine, en l'occurrence un ralentissement de la croissance. Tandis que le terme « petit pour l'âge gestationnel » se réfère à l'enfant qui est déjà né, il y a donc la condition de naissance qui s'applique. C'est donc le RCIU qui conduit à la naissance d'un « petit pour l'âge gestationnel.» Toutefois ces 2 termes continuent à être utilisés de façon indistincte.

### III.3.1.1. Causes du RCIU

Les déterminants du RCIU sont complexes et multiples, centrés sur la mère, le placenta et le fœtus. Parfois on peut se retrouver dans des situations où ces 3 éléments sont combinés.

Le RCIU résulte principalement d'une insuffisance placentaire avec dysfonctionnement vasculaire conduisant à une diminution chronique de l'oxygène et des apports nutritifs nécessaires à la bonne croissance du fœtus.

#### III.3.1.1.1. Les causes d'origine maternelle

✓ **Mauvais état nutritionnel de la mère :** Il est la première cause de RCIU dans les pays en développement. Il est responsable de faibles réserves indispensables à la bonne croissance et bonne évolution du fœtus. Le mauvais état nutritionnel de la mère peut revêtir plusieurs aspects : un faible statut anthropométrique (touchant le poids, la taille, et/ou le périmètre brachial) et des carences en micronutriments (vitamines et minéraux).

- ✓ **Les infections** pouvant survenir chez la femme enceinte entraînent des perturbations de l'évolution normale de la grossesse. Ces perturbations peuvent provenir de 2 éléments, d'une part la réaction inflammatoire qui accompagne toute infection et d'autre part, le fait que lors d'une infection la femme elle-même est affaiblie et obligée de puiser dans ses propres réserves énergétiques et nutritionnelles.
- ✓ **Paludisme :** Dans les zones où il est endémique, le paludisme est un déterminant majeur de RCIU. Les femmes enceintes constituent une population à haut risque de paludisme et les conséquences de cette infection sont multiples (fausse couche, anémie, …). L'infection palustre peut être périphérique, ou placentaire.
- ✓ **Anémie :** L'anémie au cours de la grossesse est très néfaste pour la femme enceinte et le fœtus. Elle peut avoir de nombreuses origines, nutritionnelles, infectieuses et génétiques (drépanocytose, thalassémie, ovalocytose et déficit en Glucose-6-phosphate déshydrogénase).
- ✓ **Maladies chroniques :** Certaines maladies maternelles chroniques sont évoquées dans le risque de survenue du RCIU. Il s'agit de l'hypertension artérielle chronique et gestationnelle, du diabète gestationnel, des maladies cardio-vasculaires, des maladies auto-immunes (Mandruzzato et al. 2008).
- ✓ **Faible niveau socio-économique :** Les femmes enceintes vivant en milieu défavorisé et ayant un faible niveau socio-économique sont plus à risque de donner naissance à des nouveau-nés en RCIU. Le faible niveau socio-économique peut être le reflet d'une situation financière difficile, responsable d'apports nutritionnels insuffisants chez la mère, mais qui peut également induire un mauvais accès aux soins, en quantité et en qualité, notamment les soins obstétricaux et les consultations prénatales.
- ✓ **Parité et intervalle inter génésique :** La parité et l'âge sont fortement corrélés. Les mères primipares présentent un risque plus grand de donner naissance à des enfants en RCIU. Plusieurs hypothèses sont émises. Ces mères souvent très jeunes, ont parfois un utérus qui n'est pas encore complètement mature et capable de porter sainement une grossesse. Il peut parfois s'agir de femmes pubères ou à peine sorties de la puberté dont les réserves énergétiques et nutritionnelles sont incompatibles avec une grossesse et avec un apport adéquat au fœtus. Le délai entre 2 grossesses successives est un facteur important aussi bien pour la santé de la mère que celle de l'enfant. L'intervalle intergénésique semble jouer un rôle dans la survenue du RCIU qu'il soit trop court ou trop long. En effet après l'accouchement, il faut du temps pour que l'utérus reprenne sa fonction normale et pour que la femme reconstitue ses réserves énergétiques et

physiologiques. Quand ces conditions ne sont pas remplies, la croissance fœtale est pénalisée.

- ✓ **Consommation de tabac, de drogues et d'alcool** : La consommation, au cours de la grossesse, de tabac, d'alcool et toutes sortes de drogues est néfaste pour la santé du fœtus. En effet, ces substances sont toxiques et nocives compromettant l'évolution de la grossesse et aboutissent à la naissance d'enfants en RCIU ou porteurs de déficiences psychomotrices parfois sévères.

### III.3.1.1.2. Les causes placentaires :

Elles sont surtout liées à des malformations structurelles du placenta. Ces malformations sont congénitales et surviennent lors de la formation du tissu placentaire; elles peuvent toucher la position, l'insertion ou la forme du placenta. On peut citer : placenta prævia, placenta circumvallate, placenta accreta.

En dehors de ces causes congénitales, on peut également citer des maladies acquises telles que le chorioangiome, l'infarctus du placenta, la vasculopathie oblitérante du lit placentaire, etc.

La principale conséquence est l'altération de la fonction physiologique du placenta avec une mauvaise nutrition du fœtus qui se retrouve ainsi en mauvaise croissance intra-utérine.

### III.3.1.1.3. Les causes fœtales

- ✓ **Grossesses multiples :** Les grossesses multiples, parce qu'elles posent un problème d'apports nutritionnels et de place, représentent un facteur de risque de RCIU. Lorsqu'il y a plusieurs fœtus, les réserves nutritionnelles de la mère se répartissent entre tous, aboutissant à un apport nutritionnel insuffisant pour chacun d'eux et responsable d'une mauvaise croissance intra-utérine. De plus la cavité intra utérine et amniotique est adaptée pour la croissance d'un fœtus. En cas de grossesse multifœtale, il manque de la place pour le développement harmonieux de chacun des fœtus.
- ✓ **Malformations congénitales et anomalies génétiques :** Les malformations congénitales, qui peuvent survenir à n'importe quel stade de la formation et du développement de l'œuf et de l'embryon, sont nombreuses. Les anomalies génétiques les plus souvent incriminées sont : triploïdie, trisomie 13, trisomie 21 (encore appelée syndrome de Down), syndrome de Turner.

## III.4. Devenir des enfants de faible poids de naissance

Pris dans leur ensemble, les FPN constituent un groupe à risque augmenté de complications obstétricales et néonatales et de pathologies dans l'enfance ou à l'âge adulte. Pendant la grossesse, le risque de mort fœtale in utero est quatre fois plus élevé que chez les fœtus eutrophiques. Il est estimé à 7,7‰ en cas de PAG inférieur au 10e centile et à 14,6‰ en cas de PAG inférieur au 3e centile.

En période néonatale, la mortalité est deux à quatre fois plus élevée que chez les nouveau-nés eutrophiques de même âge gestationnel. La morbidité néonatale est plus importante : encéphalopathie anoxo-ischémique, hypothermie, hypoglycémie, dysplasie broncho-pulmonaire, HTA pulmonaire, entérocolite.

Dans l'enfance, la plupart des enfants nés PAG rattrapent le poids à 6 mois et la taille à 1 an. En revanche, le score neuro-développemental à 2 ans est plus faible que chez les enfants nés eutrophiques. L'incidence des déficits cognitifs mineurs et des difficultés scolaires est multipliée par un facteur compris entre 1,5 et 2.

À l'âge adulte, il y a un risque augmenté d'HTA, de maladies cardiovasculaires, de diabète, d'obésité.

# Chapitre IV :

# Physiopathologie de la carence martiale maternelle à l'hypotrophie fœtale

## IV.1. Quelques rappels

### IV.1.1. Le poids fœtal

Le poids reste la mesure clinique la plus utilisée de la croissance intra-utérine et de la vie postnatale. Il peut être considéré comme la somme des graisses corporelles et des tissus corporels maigres, de sorte que le gain pondéral représente la somme des contributions des différentes composantes du corps, comprenant les muscles, le squelette, le tissu adipeux et l'eau. C'est donc une mesure non spécifique de la croissance. Afin de fournir une évaluation plus détaillée, d'autres mesures sont nécessaires. La vitesse de croissance du corps en poids et en taille est plus rapide pendant les 3 derniers mois de gestation et les 4 ou 5 premiers mois après la naissance qu'à tout autre âge (Bhattacharya et Stubblefield, 2016).

Les données basées sur les études de P Gruenwald et HN Mainh(Gruenwald et Hoang Ngoc Minh, 1960) montrent qu'avant le terme, la plupart d'organes contribuent un peu plus au poids du corps qu'eux pendant l'enfance et l'adolescence, mais la rate reste constante à 0,3% du poids corporel de 26 semaines de gestation à 13 ans.

Il ressort de ce qui précède que le poids fœtal et donc de naissance est directement proportionnel au bon développement des organes dans la vie intra-utérine.

Les divisions cellulaires interviennent à deux niveaux au cours du développement des organismes pluricellulaires. Dans l'embryon animal, à travers les stades de segmentation (où les cellules gardent un caractère indifférencié), elles font passer le produit de conception du stade œuf au stade fœtus ou larve, qui sont des formes déjà très organisées. Les tissus variés se différencient peu à peu, la morphogenèse met en place les organes, les connexions intercellulaires nerveuses ou hormonales s'installent. Dans une deuxième phase, en simplifiant, les divisions cellulaires assurent la croissance des ébauches de l'être miniature élaboré précédemment, jusqu'à atteindre le stade adulte ; on peut rappeler à ce sujet l'exemple classique de la multiplication des chondrocytes et de la croissance du cartilage (Callen et Perasso, 2005).

### IV.1.2. Le Cycle cellulaire

#### IV.1.2.1. Généralités

Le cycle cellulaire est un processus fondamental par lequel une cellule mère se divise pour donner deux cellules filles identiques entre elles et à la cellule dont elles sont issues. La division cellulaire apparaît essentielle non seulement à la croissance et au développement embryonnaire et à la vie de l'organisme adulte, mais est aussi à l'origine de l'hérédité et de l'évolution.

Deux événements principaux définissent le cycle cellulaire eucaryote : la réplication du matériel génétique (phase S, Synthesis) et la répartition du matériel génétique répliqué entre les deux cellules filles (phase M, Mitosis). Entre ces deux phases, deux temps de pause ou « Gaps », les phases G1 et G2, préparent la cellule aux deux événements clés de la division cellulaire.

La majorité des cellules de l'organisme adulte ne se divisent pas, elles ne sont pas en prolifération active ; elles sont dites quiescentes ou en phase GO. Sous l'effet de signaux mitogènes, le cycle cellulaire peut être déclenché. La cellule progresse dans la phase G1, au cours de laquelle elle s'autorise ou non à entrer définitivement dans un cycle de division en fonction des signaux extracellulaires (principalement la présence de facteurs de croissance).

Ce mécanisme de contrôle situé en fin de G1 est décrit comme le point de restriction, un point de non-retour à partir duquel le cycle est engagé irréversiblement et ne dépend plus de la présence de facteurs mitogènes. La phase G1 permet également à la cellule de se préparer à la phase S, phase de duplication des chromosomes. La réplication de l'ADN se fait par un processus semi conservatif, permettant la production de deux chromatides-sœurs qui resteront associées jusqu'à la mitose. Pendant la phase G2, la cellule croît et se prépare à la division mitotique. La phase M est caractérisée par la répartition des chromosomes répliqués et du contenu cellulaire dans les deux cellules filles. Elle est classiquement divisée en cinq étapes sur la base de la morphologie des chromosomes et de l'enveloppe nucléaire : la prophase, la prométaphase, la métaphase, l'anaphase et la télophase. La division mitotique s'achève par la cytokinèse qui individualise les deux cellules filles.

Afin de coupler la prolifération cellulaire aux contraintes de l'environnement externe et d'assurer l'intégrité et la parfaite reproduction du génome dans les cellules filles, des mécanismes de régulation du cycle ont été mis en place par les cellules. Le premier mécanisme de surveillance est le point de restriction, qui assure l'homéostasie au sein des tissus. Il engage irréversiblement la cellule dans le cycle cellulaire seulement si la balance entre facteurs mitogènes et anti mitogènes dans le milieu environnant est favorable à la prolifération.

Une fois la division cellulaire déclenchée, il existe d'autres mécanismes de contrôle qui empêchent la cellule d'avancer à la phase suivante du cycle, si un défaut est constaté. La cellule utilise alors un délai pour réparer les défauts avant que le cycle ne progresse à un stade où ils seraient irréversibles. On désigne sous le terme général de « points de contrôle » ou « checkpoints », les voies moléculaires qui, à un stade précis, lient la progression du cycle à la réalisation complète de l'étape antérieure . Ces freins peuvent être activés en réponse à des signaux extracellulaires (stress, facteurs émis par les autres cellules du même tissu, activation de récepteurs, attachement à la matrice extracellulaire), mais peuvent également être activés par des événements délétères se produisant dans la cellule en division (lésions de l'ADN, défauts dans l'attachement des chromosomes au fuseau mitotique) (Marina, 2011).

La notion de cycle cellulaire s'applique en toute rigueur aux seules cellules qui se divisent régulièrement ; c'est par exemple le cas des Protistes, des cellules de levure, des cellules embryonnaires ou des cellules en culture. Ces dernières constituent un matériel d'étude privilégié, en raison de leur homogénéité et de leur rapidité de croissance : leur cycle est compris entre 12 et 36 heures. En revanche, la notion de cycle est inappropriée dans le cas des cellules qui se divisent très rarement, voire pas du tout, comme c'est la règle dans la plupart des tissus des organismes pluricellulaires complexes ; les cellules hépatiques, par exemple, se divisent seulement tous les six à douze mois.

Si on l'envisage sous l'angle du seul matériel génétique, le cycle cellulaire comprend deux phases principales : la duplication de l'ADN et sa répartition égale dans les deux cellules-filles ; elles sont séparées par deux points cruciaux : la transition G1 → S (mise en route de la synthèse de l'ADN) et la transition G2 → M (déclenchement de la mitose).

Pour accomplir ce cycle, les cellules doivent mettre en œuvre tout un ensemble de processus coordonnés les uns avec les autres, d'une grande complexité et dont la compréhension est récente.

Le cycle cellulaire consiste en une séquence ordonnée d'événements tels que la cellule ne s'engage dans une nouvelle phase que si la précédente a été complètement réalisée, et que si celle-ci peut elle-même être accomplie dans des conditions favorables ; par exemple, la séparation des chromatides n'a lieu que si la réplication est terminée et si l'appareil mitotique est correctement mis en place. Ce fonctionnement implique des mécanismes précis de surveillance qui bloquent éventuellement le déroulement du cycle au niveau des «pointscritiques» situés en particulier juste avant les deux transitions mentionnées plus haut. Dès qu'un point de restriction est franchi, le programme interne se déroule sans interruption jusqu'au suivant. Le système de contrôle du cycle est basé sur un dispositif biochimique complexe mettant en jeu deux protéines clefs et une multitude de protéines régulatrices (Callen et Perasso, 2005).

### IV.1.2.2. Déroulement de la réplication d'ADN

L'ouverture de la molécule double-brin au niveau de l'origine de réplication met en jeu des **protéines d'initiation** spécifiques, qui reconnaissent des séquences d'ADN caractéristiques de cet endroit des chromosomes, et se fixent sur elles. Ces protéines et ces séquences sont bien identifiées chez les bactéries, mais elles restent mal connues chez les Eucaryotes.

Une deuxième catégorie de protéines, capables de séparer les deux brins de l'ADN, intervient ensuite : elles sont appelées **hélicases**. Le processus de dénaturation exige de l'énergie, et celles-ci nécessitent de l'ATP pour fonctionner : ces ATPases/ADN dépendantes sont parfois appelées «facteurs de détorsion».

Lorsque l'œil initial est suffisamment ouvert, une amorce est installée sur chaque brin, cette opération ne peut être réalisée par des ADN polymérases, car ces enzymes ne savent pas démarrer une synthèse de brin complémentaire. Ces amorces sont toujours constituées d'ARN car seules les ARN polymérases peuvent fabriquer directement un ARN sur de l'ADN ; les enzymes spécifiques qui fonctionnent au niveau des yeux de réplication sont appelées **ARN primases** (primer = amorce) et elles synthétisent de courts fragments d'ARN (15-30 nucléotides environ). Lorsque ces amorces sont en position, les primases laissent la place aux **ADN polymérases (dites ADN Pol III)** qui trouvent ainsi des groupements 3'OH qu'elles utilisent pour prolonger le brin. Les deux brins précoces sont ainsi synthétisés de façon continue à mesure que les hélicases progressent.

La synthèse du second brin pose un problème lié au fonctionnement des polymérases dans le sens 5' → 3'. Lorsqu'un segment assez long d'ADN simple-brin est dégagé au niveau de la fourche, une ARN primase s'installe à ce niveau et y fabrique une amorce dont le 3'OH est évidemment tourné dans le sens opposé à la progression de la fourche. **L'ADN polymérase III** utilise ensuite cette amorce et allonge un nouveau brin d'ADN, en fonctionnant à contre-courant de l'ensemble du système, mais la longueur de ce brin est limitée par la place disponible en avant de l'enzyme. La synthèse est donc discontinue et se déroule ainsi : la fourche ayant continué de progresser dans l'intervalle de temps, un nouveau segment d'ADN simple-brin est dégagé au niveau de la fourche et la primase peut fabriquer une nouvelle amorce qui sera exploitée par l'ADN polymérase ; et ainsi de suite.

Cette dernière enzyme va, à un moment donné, buter sur l'amorce d'ARN faite précédemment ; c'est alors qu'intervient une activité enzymatique de type **ARNase**, qui digère progressivement l'ARN, afin qu'il puisse être remplacé par de l'ADN **(activités assurées par l'ADN Pol I).** On obtient ainsi une succession de segments d'ADN, juxtaposés mais non soudés, représentant le deuxième brin néosynthétisé : ce sont les fragments d'Okasaki, qui sont enfin reliés par des liaisons phosphoester grâce à une **ligase**, enzyme consommant de l'ATP pour réaliser cette opération.

Toutes les enzymes impliquées dans la polymérisation constituent un très gros édifice fonctionnant au cœur de la fourche, incluant deux molécules **d'ADN polymérase (une pour chaque brin)** ainsi qu'un complexe associant **l'hélicase et la primase**. D'autres protéines sont mises en jeu au niveau de la fourche : il s'agit des **protéines de stabilisationdu simple brin**, qui se fixent sur le brin matrice utilisé à contre-courant ; leur rôle est d'empêcher que celui-ci ne se renature sur lui-même si des séquences auto-complémentaires existent à proximité l'une de l'autre. La progression des polymérases serait entravée par l'existence d'« épingles à cheveux double-brin » se mettant spontanément en place sans l'intervention de ces protéines spécifiques. Il faut enfin évoquer un dernier problème posé au niveau des fourches : le **surenroulement** ; à mesure que l'œil s'agrandit, lors de la réplication, l'ADN non répliqué qui se trouve de part et d'autre est soumis à une tension mécanique (torsion) de plus en plus grande. Pour visualiser ceci, il suffit d'ouvrir les brins d'une ficelle double et de les écarter progressivement : on constate que les deux extrémités libres se mettent à tourner ; en revanche, si elles ne sont pas libres, l'écartement de l'œil conduit à l'apparition de vrilles et, pour cette raison, il existe une limite à la taille de l'œil qui peut être ouvert. Or, ce problème se pose au sein des chromosomes, soit parce qu'ils sont fermés sur eux-mêmes (cas des ADN bactériens), soit parce que les longues molécules linéaires sont fixées au niveau de structures les empêchant de tourner librement, et forment des boucles (cas des Eucaryotes) (Callen et Perasso, 2005).

Les cellules disposent en fait d'un système qui permet à l'ADN de tourner librement en avant des fourches : des enzymes spécifiques coupent la molécule, soit sur un brin, soit sur les deux, et la referment. Dans l'intervalle, l'ADN a pu tourner et libérer la tension mécanique, à la manière de ce qui se passe au niveau d'un émerillon placé le long d'une chaîne ; on appelle **topoisomérases** ces enzymes qui changent simplement la topologie des molécules d'ADN.

La réplication, qui implique un nombre important de protéines distinctes, est donc un phénomène d'une extrême complexité. Cependant, grâce à divers mécanismes de vérification et de correction du message recopié, ce processus présente une fidélité remarquable, puisqu'une seule erreur sur $10^9$ paires de bases est commise. Ce sont ces mutations qui, lorsqu'elles sont tolérées par les organismes, sont responsables du fait que la vie n'est pas indéfiniment restée figée dans un même schéma depuis son apparition sur la terre. Il existe enfin des mécanismes permettant la réparation de l'ADN accidentellement endommagé par des agents chimiques ou physiques, qui utilisent des processus communs à ceux mis en jeu dans la réplication(Callen et Perasso, 2005).

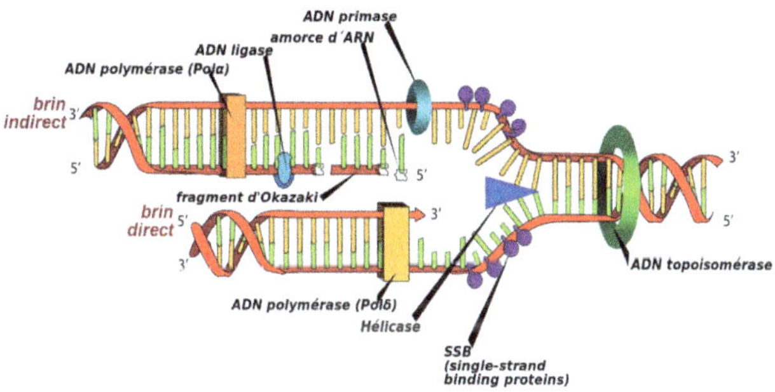


*Figure 4 : Schéma de la fourche de réplication de l'ADN (Anonyme, 2007)*

Il illustre les étapes et les enzymes intervenant dans la réplication de l'ADN au niveau de la fourche de réplication. Après l'ouverture du point de réplication, les protéines RPA déspiralisent le double brin d'ADN pour exposer les liaisons d'hydrogène reliant les adénosines des deux brins. Les SSB et topoisomérases stabilisent la déspiralisation. Les hélicases se chargent de séparer les deux brins en coupant les liaisons hydrogènes. Viennent ensuite les ADN primases qui synthétisent une amorce d'ARN, sur chaque brin séparé, qui servira de matrice aux ADN polymérases pour synthétiser les chaînes d'ADN (directe sur le brin principal et indirecte sur le brin secondaire passant par les fragments d'Okazaki relié entre eux par une ADN polymérase).

Dans la plupart des cellules eucaryotes, le fer est nécessaire pour faciliter l'assemblage des protéines à cluster Fe-S fonctionnelles, les protéines héminiques et les ribonucléotide réductases (RNR) (Dlouhy et Outten, 2013; Heath et al., 2013). Ces protéines sont abondamment présentes dans les mitochondries, le cytosol et le noyau; ces protéines fonctionnent diversement dans le transfert d'électrons, la maturation des ribosomes, la réplication et réparation de l'ADN ainsi que le contrôle du cycle cellulaire (Kaplan et al., 2006; Ye et Rouault, 2010; White et Dillingham, 2012).

### IV.1.2.3. Protéines nécessitant du fer et réplication / réparation de l'ADN

De nombreuses protéines impliquées dans la réplication et la réparation de l'ADN nécessitent du fer comme cofacteur. Ces protéines comprennent les trois ADN polymérases (Pol α, Pol δ et Pol ε), les ADN hélicases (Rad3 / XPD, Dna2, RTEL1, FANCJ et ChlR1), et la Sous-unité Pri2 de régulation de l'ADN primase (PRIM2 chez les mammifères).

De plus, la petite sous-unité eucaryote RNR nécessite du fer pour former un cofacteur radical diferrique-tyrosyle (Fe 2- III Y ·) pour initier la réduction des nucléotides (Zhang, 2014).

### a. ADN polymérases / primases et réplication de l'ADN

Bien que les eucaryotes contiennent diverses tailles génomiques, la majeure partie de la synthèse d'ADN est effectuée via trois polymérases: Pol α, Pol δ et Pol ε (Miyabe et al., 2011). Pol α s'associe étroitement aux ADN primases pour lancer la synthèse des amorces courtes d'ARN qui sont, en outre, utilisées par Pol δ et Pol ε pour synthétiser respectivement les brins en retard et en tête (Schumacher et al., 2000; Wang et al., 2004). Généralement, les ADN primases eucaryotes sont des enzymes hétérodimères avec une petite (PriS) et une grande sous-unité (PriL), **dans lesquelles la sous-unité PriL contient un domaine Fe-S conservé**, nécessaire pour initier la réplication de l'ADN (Prakash and Prakash, 2002; Sauguet et al., 2010; Kilkenny et al., 2013).

Les eucaryotes possèdent également Pol ζ, une polymérase de la famille B avec une exactitude plus faible que les autres polymérases; Pol ζ fonctionne spécifiquement dans l'extension de l'étape de translesion de Synthèse d'ADN(Acharya et al., 2006). Toutes ces ADN polymérases et les primases nécessitent un cluster Fe-S pour la formation d'holoprotéines actives, ce qui implique l'importance du fer pour maintenir l'intégrité du génome (Netz et al., 2011). De façon intéressante, les fonctions de ces ADN polymérases nucléaires dépendent de la biogenèse de la machinerie des protéines Fe-S cytosoliques et mitochondriales, probablement parce qu'elles agissent comme des donneurs de soufre pour le cluster Fe-S dans les ADN polymérases (Rouault, 2012).

### b. ADN hélicase, réplication et réparation de l'ADN

Les ADN hélicases et les enzymes hélicase-nucléase, comprenant XPD, Rad3, FancJ, ChlR1, RTEL1 et Dna2, préservent la stabilité du génome et sont génétiquement associés à des maladies caractérisées par des défauts de réparation de l'ADN (Rudolf et al., 2006; Wu et Brosh, 2012). Chacune de ces protéines contient un cluster Fe-S conservé près de l'extrémité N-terminale, qui est essentiel pour les activités d'hélicase (Wu et Brosh, 2012).

XPD est classé comme une SF2-ADN hélicase et joue un rôle important dans la réparation par excision des nucléotides. FancJ peut dérouler catalytiquement l'ADN duplex et les structures G-quadruplex en fonction de l'hydrolyse de l'ATP (Wu and Brosh, 2012). Le cluster Fe-S dans l'hélicase Rad3 est nécessaire pour induire le couplage de l'hydrolyse d'ATP avec translocation d'ADN et cibler l'hélicase dans la Jonction ss ADN-ds d'ADN (Pugh et al., 2008). ChlR1 est une DEAH / DEAD ADN hélicase contenant une boîte appartenant au type FANCJ, famille d'ADN hélicase. Les protéines ChlR1 des mammifères et des levures facilitent l'établissement de la cohésion de la chromatide sœur et du maintien de la stabilité génomique.

La SF1 Dna2 hélicase-nucléase, une protéine impliquée dans la résection d'extrémités de rupture double brin et traitement des fragments d'Okazaki, contient également un cluster Fe-S (Wu et Brosh, 2012). Les mutations dans le domaine Fe-S de Dna2 affectent la capacité des complexes protéiques à se lier à l'ADN cassé, altèrent la réplication de l'ADN. Ce résultat indique la fonction essentielle du cluster Fe-S dans ce processus. En outre, plusieurs autres hélicases à ADN, telles que DinG (Escherichia coli), AddAB (Escherichia coli) et DOG-1 (Caenorhabditis elegans), sont impliqués dans la réplication et la réparation de l'ADN (Wu et Brosh, 2012).

### c. Autres protéines de cluster fer-soufre et réplication de l'ADN

La maturation des protéines mitochondriales à cluster Fe-S est réalisée via la machinerie d'assemblage du cluster fer-soufre (ISC), alors que les protéines Fe-S cytoplasmiques et nucléaires et leur biogénèse dépendent à la fois de l'ISC et de la CIA (cytosolic iron-sulfur cluster assembly) (Sipos et al., 2002; Lill et al., 2012).

Les composantes et les mécanismes de biogenèse de la voie CIA présentent un degré élevé de conservation chez les mammifères et levures. Les cellules des levures assemblent une liaison transitoire [4Fe-4S] sur l'échafaudage Nbp35-Cfd1 (NUBP1-NUBP2 chez les mammifères). Cette réaction de synthèse nécessite en outre la chaîne de transfert d'électrons de Dre2 (CIAPIN1 chez les mammifères) et son partenaire de liaison, la diflavine NADPH oxydoréductase Tah18 (NDOR1 chez les mammifères). Par la suite, le cluster transitoire [4Fe-4S] de Cfd1-Nbp35 est transféré vers les apoprotéines, comprenant apo-Cia1 (CIAO1 chez les mammifères), apo-Nar1 (NARFL chez les mammifères), apo-Cia2 et apo-MMS19, à former leurs holoprotéines correspondantes (Zhang et al., 2008; Couturier et al., 2013). La MMS19 des levures est nécessaire pour transférer des grappes de Fe-S vers des protéines cibles et est également identifiée pour affecter la réparation de l'ADN, la ségrégation chromosomique et l'hétéro silencing de la chromatine (Stehling et al., 2012). Plus important, les protéines MMS19 humaines et des levures interagissent avec de nombreuses protéines Fe-S, dont Pol δ, l'ADN primase, Dna2, XPD, RTEL1 et FANCJ. La stabilité de ces protéines Fe-S est sévèrement affectée dans l'absence de MMS19 (Gari et al., 2012). Conformément à son rôle essentiel dans la réplication et la réparation de l'ADN, le déficit de MMS19 des levures ou des cellules humaines présente une sensibilité accrue à l'hydroxyurée et à un défaut de phase S pendant le cycle cellulaire. En plus, MMS19 peut former un complexe avec deux autres CIA protéines de la machinerie, à savoir, Cia1 et Cia2, suggérant que ces protéines CIA sont éventuellement impliquées dans la réplication de l'ADN et la réparation (Stehling et al., 2013).

**d. Les Ribonucléotides Réductases (RNR), le fer, la réplication et la réparation de l'ADN**

Les RNR sont des enzymes qui utilisent les radicaux chimiques pour réduire les Ribonucléotides et synthétiser des désoxyribonucléotides (dNTP), générant ainsi les précurseurs nécessaires de réplication et réparation. Un déséquilibre des pools des Désoxyribonucléotides entraîne généralement une augmentation des mutations d'ADN, des ruptures d'ADN et la mort cellulaire en augmentant la mauvaise incorporation et en inhibant la fonction de relecture des ADN polymérases (Zhang et al., 2014; Zhang, Liu et Huang, 2014). RNR eucaryotes comprennent les grandes sous-unités (α ou R1) et les petites sous-unités (β ou R2). Semblables aux protéines Fe-S, les petites sous-unités RNR nécessitent du fer pour maintenir un cofacteur du radical tyrosyle diferrique ($Fe_{2}$-$^{III}$ Y ·) (Zhang, 2014).

### IV.1.2.4. Protéines exigeant le contrôle du fer et cycle cellulaire

Le fer est un régulateur majeur du cycle cellulaire en inhibant la formation ou l'activité de la cycline et des complexes de la cycline kinase dépendant. La perturbation intracellulaire du fer par les chélateurs provoque l'arrêt du cycle cellulaire, en particulier dans les phases G 1 et S (Fu et Richardson, 2007; Siriwardana et Seligman, 2013).

### Cycline, fer et cycle cellulaire

Chez l'homme, les cyclines et les CDK (Cyclin Dependent Kinase) contrôlent la progression du cycle cellulaire. La déplétion intracellulaire en fer par certains chélateurs provoque une inhibition allostérique de la cycline-A, de la cycline-E, du Cdc2 et Cdk2, entraînant un arrêt du cycle cellulaire en phases G 1 et S (Renton et Jeitner, 1996; Yu et al., 2000). Dans certains cas, la déplétion intracellulaire en fer réduit le niveau des protéines cycline-D et Cdk4, et altère la phosphorylation des protéines du rétinoblastome (Yu et al., 2000). Cet arrêt G 1 / S indique en outre les rôles essentiels du fer dans la progression du cycle cellulaire, la croissance et la division cellulaire. Dans certaines conditions de carence en fer, un arrêt G 2 / M a également été détecté (Renton et Jeitner, 1996). Plusieurs chélateurs du fer présentent manifestement une forte activité anticancéreuse en induisant l'arrêt du cycle cellulaire et l'apoptose (Rao, 2013).

### Protéines et cycle cellulaire nécessitant du fer

Dans la levure en herbe, des informations sur les hémoprotéines impliquées dans le cycle cellulaire sont limitées. Cependant, l'hème et les hémoprotéines ont été impliqués dans le contrôle des régulateurs du cycle cellulaire et la croissance cellulaire chez les mammifères. L'inhibition de la synthèse de l'hème entraîne un arrêt du cycle cellulaire en phase S, régule à la hausse les niveaux des protéines p53 et l'inhibiteur CDK p21, et régule à la baisse les taux de protéines Cdk4, Cdc2 et cycline D2 (Ye et Zhang, 2004). La surexpression de l'hème oxygénase-1 (HO-1) dans les cellules épithéliales pulmonaires humaines entraîne un arrêt de croissance pendant la phase G 0 / G 1 et une résistance accrue à l'hyperoxie(Lee et al., 1996).

### RNR et cycle cellulaire

L'expression et l'activité des RNR sont strictement réglementées au cours du cycle cellulaire pour générer et maintenir des pools de dNTP appropriés qui assurent la fidélité de la synthèse et la réparation de l'ADN (Tanaka et al., 2000; Sanvisens et al., 2011). Généralement, les pools de dNTP augmentent de 5 à 10 fois lorsque les cellules transitent de la phase G 0 / G 1 à la phase S; cette transition se fait principalement par augmentation des niveaux de RNR pendant la phase exponentielle de la bactérie et la phase S chez les eucaryotes (Cendra et al., 2013; Zhang et al., 2014).

## IV.2. Physiopathologie

Les études montrent clairement que la carence martiale maternelle entraine dans la plupart de cas une hypotrophie néonatale. Mais les mécanismes physiopathologiques conduisant à cette hypotrophie ne sont pas clairement établis.

Un seul article publié depuis 2001 Allen a tenté d'expliquer les mécanismes physiopathologiques en établissant quelques théories plausibles. (Allen, 2001). Et depuis lors, aucune autre étude ou article ne s'est penché sur cette question afin vérifier les théories émises par Allen ou alors établir une autre théorie. Nous partirons donc de cet article de 2001 pour dégager ses forces et ses faiblesses et nous proposerons une théorie qui tente d'expliquer cette physiopathologie.

Quatre théories ont été émises pour expliquer la survenue de l'hypotrophie fœtale partant de la carence martiale maternelle :

- Théorie du stress maternel

La carence martiale maternelle entrainerait un stress maternel. Ce stress maternel conduit à une production accrue des hormones de stress dont la noradrénaline qui est un stimulant de la sécrétion du CRH. Le CRH, une realising hormone des corticoïdes, entraine rapidement l'augmentation du cortisol, un puissant inhibiteur de l'IGF. L'inhibition de l'IGF est une des causes du retard de croissance intra-utérine.

- Théorie du stress oxydatif maternel

Pour cette théorie, la carence martiale entraine un stress oxydatif par le biais de la baisse des défenses antioxydantes notamment l'action de la catalase et du Cytochrome-c qui ont besoin du fer pour leur activité catalytique. Le stress oxydatif agit par la peroxydation des lipides membranaires du placenta avec altération des échanges foetoplacentaires.

- Théorie de l'hypoxémie chronique

Cette théorie est basée sur l'anémie maternelle causée par la carence martiale, celle-ci étant chronique, entraine une hypoxémie maternelle, puis fœtale avec comme conséquence, un retard de croissance intra-utérine.

- Théorie des infections maternelles

Elle soutient dans cette théorie que la carence martiale maternelle conduit à des infections maternelles et que ce sont ces infections maternelles qui conduiraient à un retard de croissance intra-utérine à la base du faible poids de naissance via la sécrétion de CRH stimulé par l'interleukine 1, une cytokine inflammatoire.

**Force et faiblesses des théories de Allen :**

*Force :*

Toutes ces théories énoncées par Allen présentent une force sur laquelle nous pouvons nous appuyer. La force est qu'elles sont toutes des théories déjà bien acceptées dans le milieu scientifique et sont citées dans des mécanismes autres que celui de l'hypotrophie fœtale et sont donc d'une mise en doute faible

*Faiblesse :*

Bien que ces théories énoncées bénéficient d'une acceptation scientifique avérée, elles présentent une faiblesse quand il s'agit de la physiopathologie de la carence martiale maternelle à l'hypotrophie fœtale :

Elles partent du fer, mais passent par des mécanismes intermédiaires qui du reste ne sont pas spécifique au fer.

- Théorie du stress maternel

Quand elle parle de la carence martiale maternelle qui induit un stress materne et que ce serait ce stress maternel qui serait à la base de l'inhibition de la croissance fœtale. Il est établi que la carence martiale maternelle peut conduire à une sécrétion de Noradrénaline et la noradrénaline est un puissant stimulateur de la sécrétion de cortisol. Le cortisol ainsi abondamment sécrété et largué dans la circulation fœtale va induire la sécrétion du cortisol fœtal qui est un inhibiteur de la croissance longitudinale comme vue précédemment.

Le problème qui se pose avec cette théorie c'est que la noradrénaline, une hormone de stress, peut être secrétée en réponse à tout type de stress. Les auteurs qui ont travaillé longuement sur l'état de la femme enceinte renseignent qu'il est marqué par un stress accru, stress dû parfois d'un côté au manque d'expérience chez les primipares qui ont peur de ce qui les attend tant sur l'évolution de la grossesse que sur le déroulement de l'accouchement et de l'autre côté à la peur de revivre la même expérience douloureuse chez les pauci ou multipares. Le stress durant cette période est aussi dû aux multiples pathologies que la femme développe suite à son état. Le temps nous manquerait de parler sur les conditions sociales et environnementales qui sont nommément citées dans la genèse de stress durant la grossesse. Donc il serait très difficile dans une situation pareille de stress intense, indexer la carence martiale seule comme facteur déclencheur quand bien même il peut aussi figurer parmi les facteurs potentiels.

En dehors du stress, comme elle-même le mentionne bien, l'anémie peut aussi déclencher la libération des hormones de stress. La carence martiale qui est imputable des faits dommageables sur la grossesse est celle accompagnée d'une anémie, nous ne saurons encore une fois de plus dissocier de manière nette si la stimulation de libération des hormones de stress et liée à la carence martiale seule ou à l'anémie ou aux deux.

- La théorie de l'infection :

Le fer est un élément essentiel dans la lutte antimicrobienne car important dans la prolifération cellulaire en général et des cellules du système immunitaire en particulier. Sa carence peut donc avoir de graves conséquences sur le système immunitaire et entrainer une prédisposition à faire des infections. En dehors d'être important pour la croissance cellulaire de l'homme, le fer est également un élément majeur dans la croissance cellulaire de certains pathogènes, dans leur virulence et dans la régulation de leur affinité avec l'hôte. Un excès de fer qui peut être délétère pour les cellules de l'hôte est bénéfique pour le micro-organisme qui trouve des conditions propices à sa croissance. Il existe donc une véritable lutte pour le fer entre les pathogène et le corps humain.

Les pathogènes produisent des molécules appelées sidérophores qui agissent comme chélateur de fer grâce à leur forte affinité pour celui-ci. D'autres pathogènes présentent des systèmes d'absorption basés sur la liaison aux protéines de captation du fer, notamment à la transferrine et à la lactoferrine leur permettant ainsi une acquisition directe du fer.

Certains autres pathogènes peuvent acquérir le fer par les protéines himniques comme l'hème grâce aux récepteurs qu'ils contiennent à leur surface et à un arsenal enzymatique qu'ils contiennent pouvant relargué le fer une fois les protéine héminique transférée dans le cytoplasme.

Du côté de l'hôte, pour permettre au corps humain d'avoir le fer, essentiel pour la multiplication cellulaire, et en même temps en priver aux pathogènes, des mécanismes ont été mis en place entre autre :

Lors d'un processus infectieux ou inflammatoire, l'hepcidine joue un rôle important en causant la dégradation de la ferroportine à la surface des entérocytes duodénaux diminuant ainsi l'absorption intestinale du fer. Elle dégrade également la ferropotine à la surface des macrophages et des hépatocytes favorisant ainsi une séquestration du fer dans ces cellules et diminuer sa biodisponibilité pour les pathogènes.

En dehors de l'action de l'hepcidine, l'hôte secrète des protéines ayant un pouvoir chélateur de fer, c'est notamment, la lactoferrine et la lipocaline 2. La lpocaline 2 n'agit pas que comme chélateur de fer, elle agit également comme inhibitrice des sidérophores bactériennes

Vue que certains pathogènes utilisent directement les protéines héminique pour l'acquisition du fer, l'organisme transcrit des gènes de l'hémopexine et l'haptoglobine qui peuvent prendre en charge l'hème et l'hémoglobine pour ainsi limiter l'accès au fer à d'éventuels pathogènes.

Il est vrai que la carence martiale est un moyen qui déprime le système immunitaire et par voie de conséquence, rend le corps vulnérable aux infections qui du reste est déjà vulnérable suite à l'état de la grossesse, Mais il est important de signaler que la survenue des infections au cours de la grossesse n'est pas que l'apanage des femmes carencées en fer car même celles ayant un statut martial adéquat, font des infections durant cette période-là ou même en dehors de la grossesse (statistiques). Cet argumentaire nous renvoie comme au premier paragraphe à dire qu'il serait difficile dans ces conditions d'indexer la carence martiale seule comme facteur de risque des infections maternelles au cours de la grossesse.

- La théorie du stress oxydatif maternel

Selon cette théorie, elle soutient que la grossesse est un état soumis à beaucoup de stress oxydatif à cause de l'augmentation des besoins en oxygène du placenta qui doit pourvoir aux besoin du fœtus pour sa bonne croissance. Il résulte de cet accroissement du métabolisme, la production de beaucoup plus de radicaux libres pouvant initier une activité oxydative importante qui peut entraver la bonne croissance fœtale car ayant une activité enzymatique per oxydative des lipides membranaires des villosités placentaires et ainsi baisser l'activité placentaire qui conduit au RCIU.

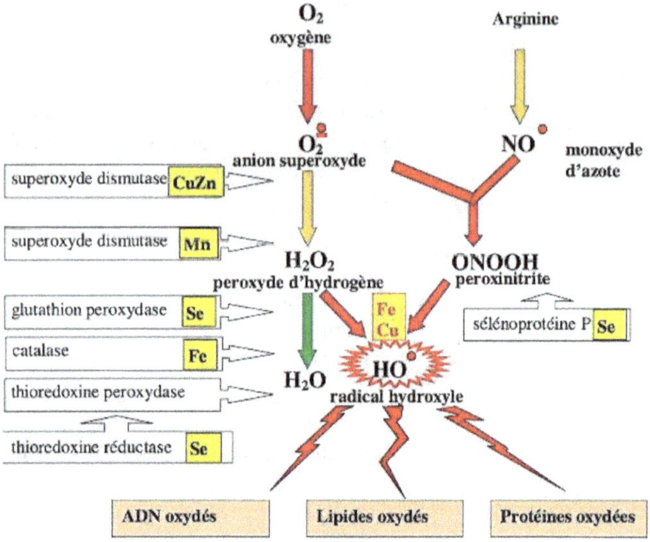


*Figure 6. Enzymes du système antiradicalaire*

Dans les conditions physiologiques, l'organisme met en place un système enzymatique antioxydant qui permet de remettre l'équilibre entre le système oxydant et antioxydant. Ce dernier est constitué de trois enzyme qui agissent en neutralisant par des réactions chimiques, les différents radicaux libres toxiques produits par le stress oxydant.

Ces enzymes antioxydantes utilisent certains oligoéléments comme cofacteur pour leur activité enzymatique. C'est entre autre :

La superoxyde dismutase (SOD) qui constitue l'essentiel de la réponse antioxydante. Elle transforme l'anion superoxyde (O2*) très toxique en peroxyde d'hydrogène (H2O2) moins toxique). Elle utilise le cuivre, le zinc et le manganèse comme cofacteurs dans ses réactions enzymatiques.

Le glutathion peroxydase et la catalase agissent concomitamment pour réduire le peroxyde d'hydrogène produit par l'activité enzymatique de la SOD en eau (H20) et le dioxygène (O2) produits finaux non toxique pour le placenta. Ils empêchent ainsi la réaction d'oxydation du peroxyde d'hydrogène au contact du fer libre ou le cuivre pour donner un radical très toxique, le radical hydroxyle, puissant oxydant de l' ADN, des lipides et des protéines.

Le Glutathion peroxydase utilise le Sélénium (Se) comme cofacteur alors que la catalase utilise le Fer (Fe) comme cofacteur.

De toutes les théories émises par l'article de professeure Allen, celle-ci semble plus forte car fait intervenir le fer directement dans le mécanisme de dégradation de l'activité placentaire et par voie de conséquence, la croissance fœtale. Aucune autre situation confondante n'est décelable qui puisse faire rejeter cette théorie comme les deux précédentes. Seulement, il se pose aussi un souci, celui de la puissance ou du poids de l'enzyme qui utilise le fer comme cofacteur dans le système antioxydant.

En effet, l'essentiel de la réponse antioxydante est menée par la superoxyde dismutase qui n'utilise pas le fer comme cofacteur. La seule enzyme qui a le fer comme cofacteur est la catalase et n'agit pas seule dans sa voie antioxydante car le Glutathion peroxydase agit sur le même radical libre que la catalase, ce qui laisse à croire que quand bien même carence martial il y aurait avec réduction de l'activité de la catalase, le Glutathion peroxydase compenserait.

Après que le rôle des clusters Fe-S soit clairement établi, comme nous l'avons expliqué plus haut, il a paru évident d'émettre une nouvelle théorie, celle de l'inhibition de la synthèse d'ADN

- Théorie de l'inhibition de la synthèse de l'ADN

Tout part d'une carence martiale maternelle. Si celle-ci n'est pas significative (sans anémie), il n'y a aucun retentissement au niveau fœtal, car les mécanismes de protection fœtale sont mises en œuvre pour maintenir l'approvisionnement fœtal au dépend de sa mère. Si la carence n'est pas corrigée, les réserves martiales maternelles s'effondrent entrainant un effondrement des réserves martiales fœtales. Une fois les réserves fœtales atteintes, il en résulte une baisse de la disponibilité du fer de réserve au détriment du fer de circulation pour prioriser l'érythropoïèse. De la baisse du fer de réserve résulte une inactivité des enzymes à cluster Fe-S impliquées dans la réplication et la réparation de l'ADN, à savoir, les protéines de la fourche de réplication : les ADN hélicases (Rad3 / XPD, Dna2, RTEL1, FANCJ et ChlR1) ; ADN polymérases (Pol α, Pol δ et Pol ε), la Sous-unité Pri2 de régulation de l'ADN primase (PRIM2 chez les mammifères). Ceci conduira à un échec de la réplication de l'ADN, et donc l'arrêt du cycle cellulaire en phase G1 ou S. Les conséquences de cet arrêt se répercutent sur la prolifération et la différentiation cellulaire, elles-mêmes qui conduiront à l'altération de la croissance fœtale et par conséquent, à l'hypotrophie fœtale. Ces phénomènes peuvent se passer soit simultanément, soit de façon séparée, chacun d'eux conduisant à une hypotrophie fœtale.

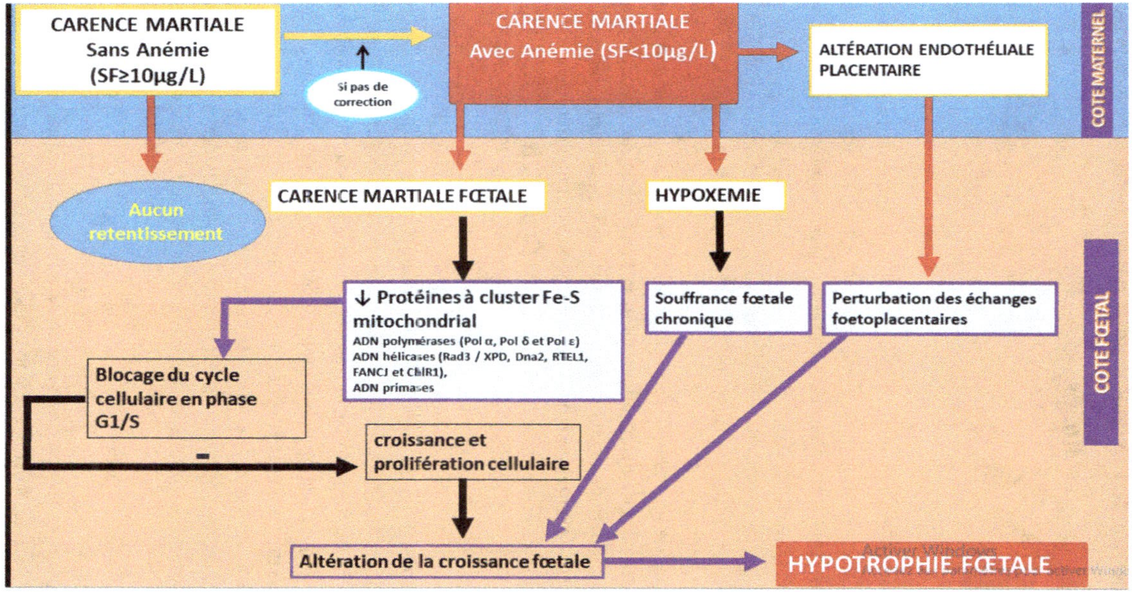


*Figure 5. Schéma physiopathologique de la carence martiale maternelle à l'hypotrophie fœtale (source nous-même).*

# Chapitre V :

# Marqueurs du statut martial néonatal pour un contexte à ressources limitées

## Introduction

Le fer est un micronutriment indispensable à toute forme de vie, essentiellement pour assurer le transport d'oxygène ou catalyser les réactions de transfert d'électrons, de fixation d'azote, de synthèse d'acide désoxyribonucléique (ADN) (Wick et al, 2011; Gaw et al, 2013; Rodwell et al., 2018).Il est aussi impliqué dans le développement cognitif, psychomoteur, l'acquisition du langage et la mobilité normale des membres(Walter, 2003; Fretham et al, 2011; Sundararajan et Rabe, 2020).

Toute perturbation de l'homéostasie du fer conduit, soit à la carence martiale, soit à la surcharge, qui peuvent être déterminants pour la santé humaine, spécialement pour les personnes d'âge vulnérable. Toutes ces perturbations contribuent rapidement à l'installation des troubles de développement neurologique ou à la stimulation de la progression des pathologies préexistantes(Grubić et Ćurko-Cofek, 2020). Un diagnostic intervenu le plus tôt et une prise en charge adéquate des troubles de l'homéostasie du fer permettent de limiter ces dommages.

Les milles premiers jours de vie, de la conception à l'âge de deux ans, sont largement reconnus comme la période la plus importante pour le développement du cerveau. Les déficits accumulés à cette période cruciale peuvent avoir des conséquences à long terme, comprenant un faible rendement scolaire, des conséquences sur la santé mentale et le rendement économique tout au long de la vie. Au niveau de la population, ces facteurs contribuent à perpétrer le cycle de la pauvreté et freinent le progrès. Les enfants qui grandissent dans les pays sous-développés et en voie de développement sont plus à risque, de développer la carence martiale (McCann et al , 2020).

La carence martiale est un problème de santé mondiale et représente l'une des causes les plus traitables et évitables des années de vie perdues. Une prévalence mondiale d'environ 25% a été signalée, avec une grande majorité des femmes en âges de procréer et les jeunes enfants. Celle-ci serait due aux besoins accrus en fer durant cette période de croissance. (Stevens et al., 2013).

De considérables efforts sont consentis pour venir à bout de la carence martiale à travers le monde, mais la situation semble ne pas s'améliorer. L'une des raisons de cet échec est que la plupart d'études et d' efforts menés considéraient que la seule cause de l'anémie était la carence martiale et les déficits en fer ne causant pas l'anémie n'étaient pas pris en compte comme un problème de santé majeur(OMS-CDC, 2004).

Pour planifier des interventions efficaces afin de combattre à la fois la carence en fer et l'anémie, il est urgent de disposer de meilleures informations sur le statut en fer des populations(OMS-CDC, 2004).

### a) Réserves martiales en période néonatale

Le taux de fer sérique dans le sang du cordon chez un nouveau-né normal est élevé par rapport au niveau maternel. La valeur moyenne est d'environ 150 ± 40 µg / dL . Les nourrissons avec une alimentation supplémentée en fer ont un taux de fer sérique médian de 125 µg / dL à 1 mois d'âge et d'environ 75 µg / dL à 6 mois.

La capacité totale de liaison du fer augmente au cours de la première année. La médiane de saturation de la transferrine passe de près de 65% autour de la deuxième semaine à 25% à 1 an, et des saturations aussi faibles que 10% peuvent être observées en absence de la carence en fer.

Les taux sériques moyens de ferritine chez les nouveau-nés non carencés sont élevés à la naissance, 160 µg / L, ils augmentent encore durant le premier mois, puis chutent à une moyenne de 30 µg / L à un an.

La quantité de fer colorable de la moelle osseuse à la naissance est faible mais augmente chez les nouveau-nés à terme et les prématurés pendant les premières semaines suivant la naissance. Le fer colorable de la moelle commence à diminuer après 2 mois et disparaît entre 4 et 6 mois chez les nourrissons à terme et plus tôt chez les prématurés. Le fer est affecté de préférence à l'érythropoïèse si la disponibilité du fer est limitée. Ceci rend la disponibilité du fer particulièrement importante pour éviter un manque de fer dans le cerveau, le cœur et les muscles squelettiques (Kaushansky, 2016).

### b) Facteurs déterminants des réserves martiales en période néonatale

Durant la période fœtale, la quasi-totalité des réserves en fer du futur nouveau-né dépend de sa mère, quand bien même que celui-ci se comporterait en prédateur même pour des réserves maternelles basses. Ces échanges de fer sont correctement régulés par un système de transport placentaire qui assure l'homéostasie martiale du fœtus afin d'assurer sa croissance.

Ainsi, le fer fœtal augmente de près de 10 fois par rapport à 0,8 mg / jour le 1er trimestre, à environ 7,5 mg / jour au cours du 3ème trimestre.

Il semble judicieux que le statut martial néonatal soit directement corrélé à celui de sa mère vu que dans la période fœtale, il recevait tout de sa mère via le transport placentaire(Allen, 2000). Mais des études se contredisent à ce sujet. Certaines études affirment que le fœtus est protégé de la perturbation des réserves en fer de sa mère par ce système de transport placentaire et qu'aucune influence maternelle ne pourrait entraver l'équilibre du bilan martial fœtal(MacPhail et al., 1980; Lao et al., 1991; Allen, 2000; Harthoorn-Lasthuizen et al, 2001; Emery et Barry, 2004; Ervasti et al., 2009).

D'autres études par contre, soutiennent que le statut martial néonatal peut être compromis par une perturbation des réserves maternelles(Singla et al., 1978; Agrawal, Tripathi et Agarwal, 1983; Gaspar et al, 1993; Sweet et al., 2001; Kumar et al., 2008; Akhter et al., 2010). L'une des plus grandes études menée en Chine, prenant en compte trois-milles sept cent (3700) couples mère-nouveau-né dans l'une des régions la plus touchée par la carence martiale et l'anémie par carence martiale maternelle(Shao et al., 2012) est arrivée à conclure que le statut fœtal et donc néonatal est influencé par les réserves maternelles, bien sûr que cela dépend de la profondeur de la carence martiale maternelle(Shao et al., 2012). Au tout début de la carence, le fœtus est protégé de cette carence, mais lorsque les réserves de la mère ne sont plus en mesure d'assurer ce transfert, il se présente une dépression des réserves fœtales qui l'accompagneront jusqu'à la naissance.

Ces études suggèrent des valeurs seuils à partir desquelles le fœtus n'est plus approvisionné en fer. En rapport avec le taux d'hémoglobine, un taux inférieur à 8,5g/dL est déjà sujet à un arrêt d'approvisionnement fœtal alors que le taux de ferritine sérique est fixé à partir de 12 µg/l pour la plupart (Kelly et al, 1978; Rao et Georgieff, 2007), 13,6 µg/L(Shao et al., 2012) et < 10 µg/l,(Sweet et al., 2001) pour d'autres.

Plusieurs études démontrent que le statut martial néonatal peut être compromis en raison d'une carence maternelle en fer. Ces auteurs soutiennent que plusieurs autres facteurs tels que le diabète gestationnel maternel, la prise de tabac de la mère durant la grossesse, le RCIU, les grossesses multiples et le faible poids de naissance, le clampage précoce du cordon ombilical lors de l'accouchement joueraient un rôle capital dans la déplétion ferrique en période néonatale(Kelly et al; 1978, Hastka et al., 1996).

### c) Quels marqueurs du statut martial néonatal ?

Il existe 3 principaux compartiments de fer du corps qui décrivent l'insuffisance en fer: les réserves de fer, le transport de fer (fer pour répondre aux besoins cellulaires) et le fer fonctionnel (fer disponible pour les tissus)(Hastka et al., 1996) et aucun indicateur ou marqueur biologique actuel ne peut à lui seul évaluer le statut martial dans tous ces compartiments(Rao et Georgieff, 2007). Plusieurs indicateurs sont souvent nécessaires pour établir un statut martial complet, mais la ferritine sérique est souvent recommandée comme marqueur primaire du statut martial quoiqu'elle soit influencée par la présence d'un processus inflammatoire aigu (Namaste et al., 2017).

Le gold standard des indicateurs qui fournit des estimations de la taille des réserves de fer est le fer colorable de la moelle osseuse, mais pour des raisons évidentes, ce n'est pas une mesure pratique. La ferritine sérique (SF) représente une petite fraction du pool de ferritine du corps, sa concentration reflète la quantité des réserves de fer (OMS-CDC, 2004).

Les Indicateurs qui fournissent l'information sur le fer de transport sont le taux de saturation de la transferrine, les concentrations de protoporphyrine érythrocytaire libre ainsi que les récepteurs solubles de la transferrine (OMS-CDC, 2004).

La concentration d'hémoglobine est l'indicateur clé du déficit important en fer fonctionnel, en particulier l'anémie ferriprive (OMS-CDC, 2004).

La concentration élevée en transferrine sérique a une sensibilité élevée mais une faible spécificité pour diagnostiquer la surcharge en fer dans l'hémochromatose (Bacon et al., 2011)

Le NHANES (National Health and Nutrition Examination Survey), un programme de recherche américain a, dans ses investigations pour trouver les marqueurs martiaux à utiliser pour la population Américaine, proposé le rapport du sTfR (Soluble Transferrinn Receptor) sur SF (Serum Ferritinn) comme meilleur indicateur. Le logarithme de ce rapport permet d'évaluer les réserves martiales totales du corps. Mais ce rapport reste encore méconnu et non utilisé car il existe plusieurs manières d'exprimer ce rapport et des confusions sur la manière de le calculer, sur sa réelle valeur, sur les valeurs de laboratoires à utiliser pour le calculer et l'interpréter(Pfeiffer et Looker, 2017).

### d) Indicateurs émergents du statut martial

Les index Hepcidine, NTBI et les réticulocytes sont actuellement vus comme les indicateurs expérimentaux utilisés principalement dans le cadre de la recherche.

L'hepcidine, régulateur central de l'homéostasie du fer, augmente avec le statut en fer croissant(Ganz, 2011; Girelli et al, 2016). L'hepcidine peut être cliniquement utile au diagnostic de certains types d'anémies, dans la différenciation entre l'anémie ferriprive, l'anémie des maladies chroniques, et chez les patients présentant un syndromes de surcharge en fer (Kroot et al., 2011; Donker et al., 2014). Parce que l'hepcidine est un déterminant majeur de l'absorption du fer alimentaire, il peut guider sans danger la supplémentation en fer dans les pays à forte charge infectieuse(Girelli, Nemeth et Swinkels, 2016).

Le NTBI ( No Transferrin Bound Iron) a un rôle postulé dans la pathogenèse de la toxicité ferreuse en raison des dommages oxydatifs et du risque de sensibilité accrue aux maladies infectieuses telles que le paludisme (Brissot et al., 2012). Le NTBI apparaît dans la circulation des patients présentant une surcharge en fer ou pendant une courte période après l'administration d'une dose de fer et peut donc présenter un intérêt pour faire la distinction entre la réplétion en fer et l'excès de fer.

Les indices de réticulocytes sont des indicateurs sensibles de carence en fer érythropoïétique. Par exemple, la teneur en hémoglobine des réticulocytes est utile pour évaluer le fer fonctionnel disponible pour l'érythropoïèse au cours des 3 à 4 jours précédents, alors que le volume des réticulocytes est un indicateur lors du suivi de la réponse thérapeutique des anémies.

### e) Limites des indicateurs du statut martial

Tous ces indicateurs susmentionnés, présentent des limites :

Le fer médullaire qui est considéré comme la norme d'exploration des réserves du fer, est de loin la moins utilisée, à cause de son caractère invasif.

La ferritine sérique étant une protéine de la phase aiguë est perturbée par le processus inflammatoire. Elle est également perturbée dans les pathologies hépatiques. Ces conditions limitent son utilisation.

Le taux de saturation de la transferrine présentant une forte variabilité individuelle, doit donc être interprété avec beaucoup de prudence.

Le récepteur soluble de la transferrine et l'EP (Erythrocytic Protoporphirin) qui évaluent mieux le fer érythrocytaire, sont influencés par l'augmentation de l'activité érythropoïétique. L'EP (Erythrocytic Protoporphirin) est aussi augmenté dans les empoisonnements. Les études menées récemment dans les régions à faibles revenus et surtout à forte endémicité palustre, ont conclu que le sTfR est augmenté par le paludisme microscopique ou submicroscopique et suggèrent que dans ces régions, l'interprétation du sTfR soit sujette à plus de précautions(Bahizire et al., 2017).

L'hepcidine est un réactif de la phase aiguë (Nemeth et al., 2003), supprimée en présence d'une activité érythropoïétique accrue sans rapport avec le statut du fer, et présente une grande variabilité intra-individuelle (49%) (Pfeiffer et Looker, 2017).

La mesure du NTBI souffre de difficultés techniques liées à la détermination des formes chimiques hétérogènes de circulation NTBI, comme en témoigne un tournoi à la ronde internationale par différences de méthodes (variation de 40 fois) et de grande variation (4,4–193%) (Pfeiffer et Looker, 2017). Un deuxième tournoi à la ronde internationale de tests analytiques de pointe actuels pour le NTBI et le fer plasmatique labile a indiqué une bonne reproductibilité du test mais une corrélation encore relativement faible et un accord entre les dosages(Pfeiffer et Looker, 2017).

Pour une évaluation minimale du statut martial, il existe des recommandations en ce qui concerne certains marqueurs par rapport à leur disponibilité et leur fiabilité. L'OMS, se basant sur dix études randomisées à double aveugle menées dans différents pays dont certains de l'Afrique noire, concernant les indicateurs martiaux et les protéines de la phase aigüe de l'inflammation, a formulé des recommandations suivantes : la concentration de l'hémoglobine doit être mesurée quand bien même que toutes les anémies ne seraient pas ferriprives. Quand sa mesure est couplée à celle d'autres indicateurs du statut martial, la concentration d'hémoglobine apporte l'information quant à la sévérité de la carence martiale.

Les mesures de la ferritine sérique et du récepteur soluble de la transferrine apportent une meilleure approche de l'évaluation du statut martial de la population. Quand un processus infectieux est présent, la ferritine sérique n'est plus une mesure fiable car étant une protéine de la phase aigüe, sa concentration augmente en présence d'un processus inflammatoire. En absence du processus inflammatoire, la ferritine sérique peut fournir à elle seule, un bon aperçu du statut martial. Le récepteur soluble de la transferrine n'étant pas influencé par le processus inflammatoire, la mesure de sa concentration associée à celle de la ferritine sérique, permet d'éliminer une perturbation due au processus inflammatoire.

Il serait mieux aussi de mesurer la concentration d'une protéine de la phase aigüe si possible. La protéine la plus mesurée c'est la CRP(C-Reactive Protein) le tableau I nous donne l'interprétation des marqueurs martiaux en fonction de la CRP. Ainsi, une mesure de la ferritine, couplée à la CRP et le taux d'hémoglobine donnent une approche acceptable du statut martial de la population.

Certaines études ont proposé l'interprétation de la ferritine sérique dans des situations où le processus inflammatoire est présent. Certaines proposent la limite de 30 µg/L pour diagnostiquer la carence martiale alors que d'autres vont jusqu'à 273 µg/L (Phiri et al, 2009)

Au cours des six dernières années, des études menées dans différents pays à ressources limitées qui ont exploré les réserves martiales néonatales ont plus utilisé la mesure de la ferritine sérique, couplée à la CRP et le taux d'hémoglobine (Akhter et al., 2010; Hadipour et al., 2010; El-Farrash et al, 2012; Shao et al., 2012; Agrawal et al., 2013; Terefe et al., 2015; Best et al., 2016; Hua et al., 2018; Shukla et al, 2019). Ces trois paramètres permettent à la fois d'explorer les réserves du fer, d'évaluer la profondeur de la carence martiale et exclure toute perturbation de la ferritinémie due au processus inflammatoire.

**f) Valeurs limites de la ferritine sérique**

La ferritine sérique est le marqueur le plus utilisé pour explorer la carence martiale, et une faible concentration en ferritine reflète une déplétion martiale. Mais, il existe une variation considérable dans les valeurs limites recommandées par différents groupes d'experts pour diagnostiquer une carence martiale. Les valeurs limites sont établies après des études comparant les marqueurs martiaux périphériques au gold standard (le dosage du fer médullaire). Peu d'études ont été menées dans ce sens(Sorbie et al., 1975; Milman et al., 1983; Hallberg et al., 1993; van den Broek et al., 1998), et ces études, non seulement qu'elles datent de plus de 20 ans pour la plupart, elles ont été menées chez l'adulte. La seule étude réalisée sur la population pédiatrique et qui date de moins de 10 ans en comparant les valeurs limites de la ferritine sérique et le fer médullaire (Jonker et al., 2014). Elle a concerné les enfants d'âge variant entre 6 et 66 mois. Pour cette étude, la sensibilité et la spécificité pour diagnostiquer une carence martiale en utilisant la ferritine sérique étaient de : 44,7% et 89,6% pour une FS<12µg/L ; 73,7% et 77,1% pour une FS <18µg/L ; 81,6% et 37,5% pour une FS < 30µg/L. Concernant le nouveau-né, il n'existe aucune étude à ces jours, ce qui rend la détermination des valeurs limites difficiles, car les valeurs établies pour un nourrisson sont différentes de celles du nouveau-né.

Pour avoir des références concernant les marqueurs périphériques utilisés, certaines valeurs limites ont été proposées et sont utilisées par différents laboratoires. Nous vous proposons dans le tableau II, quelques valeurs de la ferritine sérique.

***Tableau II : Quelques valeurs de référence de la ferritine sériques chez le nouveau-né selon les auteurs.***

| Auteur et année | ID* | IDA** |
|---|---|---|
| **Shao et al., 2012** | <75µg/l | <35µg/l |
| **(Lynch et al., 2018,Shao et al., 2021)** | <60µg/l | <30µg/l |

** ID : iron deficiency(carence martiale)*

***IDA : iron deficiency anemia(anémie ferriprive)*

Dans les milieux à ressources limitées, de forte endémicité palustre, et de forte prévalence des états inflammatoires aigus, la ferritine sérique couplée à la protéine C réactive inférieure à 6 mg/L et le taux d'hémoglobine sont des marqueurs permettant une bonne évaluation du statut martial néonatal.

# Chapitre VI :

## Supplémentation en fer chez le nouveau-né hypotrophe en milieu de faible revenu

Après avoir exposé les marqueurs pouvant explorer le statut martial chez les nouveau-nés dans les pays à faible revenu et de forte endémicité palustre, nous devons répondre à une autre question fondamentale, celle de savoir « que faire dans des situations où même ce bilan minimal d'exploration n'est pas disponible ?»

Les pays à faible revenu et surtout ceux confrontés aux maladies tropicales font souvent face à deux problème quand il s'agit du fer chez les enfants :

- Le premier est celui des carences nutritionnelles qui entrainent souvent une déplétion martiale chez les femmes en ceintes. Ces femmes qui sont déjà à risque de développer une carence martiale suite à l'état de la grossesse, le paludisme ou les parasitose intestinales, tombent souvent dans une déplétion martiale qui ne laisse pas leurs fœtus à l'abri comme nous l'avons décrit au chapitre…

Les données épidémiologiques témoignent clairement de la carence martiale chez les nouveau-nés des pays à faible revenu et confrontés aux pathologies tropicales.

Dans une étude descriptive que nous avons menée en 2020 dans la ville de Lubumbashi chez les nouveau-nés hypotrophes, la carence martiale avait atteint une proportion de 33%, dont 8% avec anémie ferriprive. Ces données ne sont pas une surprise d'autant que Kalenga et col en 2005 décrivaient déjà une carence martiale alarmante chez les nouveau-nés de Lubumbashi.

- Le deuxième problème c'est l'accessibilité de la majorité de la population aux structure de santé disposant des laboratoires capables de diagnostiquer une carence martiale. Même si ces laboratoires existent, le coût élevé de ces dosages font que la majorité de la population n'y a pas accès. Quoi que nous ayons proposé au chapitre… le bilan martial minimal dans des régions à faible revenu, il reste toujours au-dessus de la bourse des parents.

  Nous sommes donc face à un dilemme : nous savons de forte évidence que les nouveau-nés hypotrophes des milieux à faible revenu peuvent faire une carence martiale mais les moyens de diagnostic de cette carence font souvent défaut, que faire ? Devons-nous systématiquement supplémenter en fer tous les nouveau-nés hypotrophes ou devons-nous nous abstenir systématiquement de faire la supplémentation ?

Dans l'un comme dans l'autre cas, il y a des conséquences :

- Si nous supplémentons systématiquement tous les nouveau-nés hypotrophes, nous surchargerons ceux qui n'étaient pas carencés au départ. La surcharge martiale a tout autant de conséquence graves que la carence, entre autre : l'augmentation de la susceptibilité aux infections bactérienne et parasitaires spécialement le paludisme par la mise à disposition des pathogènes d'un substrat nécessaire à leur métabolisme, et donc à leur multiplication d'une part et par la facilitation de fixation des plasmodies à l'endothélium vasculaire, puis leur pénétration dans la cellule via les récepteurs ICAMS-1.
- Si nous nous refusons toute supplémentation, nous exposons les nouveau-nés hypotrophes carencés à plusieurs risques : L'anémie ferriprive, le retard de développement psychomoteur, un faible rendement scolaire…

Pour pallier à ce dilemme, nous avons mené une étude en 2020 chez le couple mère nouveau-né de Lubumbashi afin de dégager les déterminants maternels de l'hypoferritinémie néonatale. Quatre déterminants ont été retenus :

- Le paludisme maternel non traité au troisième trimestre : le paludisme maternel non traité au troisième trimestre a multiplié le risque d'hypoférritinémie néonatale par 113.
- L'espace inter génésique inférieur à 12 mois : l'espace inter génésique cour a multiplié le risque de ferritinémie néonatale basse par 48
- Le non déparasitage au cours de la grossesse : la non prise des vermifuges pendant la grossesse a multiplié le risque d'hypoferritinémie chez les nouveau-nés par 16
- La non supplémentation en fer durant la grossesse : le fait de ne pas supplémenter les femmes en ceinte a multiplié le risque d'hypoferritinémie néonatale par 7

L'analyse discriminante à l'aide de la courbe de Roc a révélé que si ces quatre déterminants sont retrouvés chez une mère, la probabilité que le nouveau-né soit carencé en fer est de 85%.

L'idéal pour une bonne prise en charge des nouveau-nés hypotrophes carencés en fer est de documenter cette déplétion avant toute supplémentation. Mais dans des situations où nous ne pouvons pas effectuer cette documentation, par manque de moyen ou par tout autre obstacle, nous pouvons faire une supplémentation avec assez de sécurité si les quatre déterminants sont retrouvés chez la mère.

# Références bibliographiques


Abu EO, Bord S, Horner A, Chatterjee VK et Compston JE (1997) .The expression of thyroid hormone receptors in human bone, Bone, 21(2), pp. 137–142.

Abu-Saad K et Fraser D (2010). Maternal nutrition and birth outcomes, Epidemiologic Reviews, 32(1), pp. 5–25.

Acharya N, Johnson RE, Prakash S and Prakash L (2006). Complex formation with Rev1 enhances the proficiency of Saccharomyces cerevisiae DNA polymerase zeta for mismatch extension and for extension opposite from DNA lesions, Molecular and cellular biology, 26(24), pp. 9555–9563.

Agrawal A, Patidar S, Shrivastava J and Dwivedi R (2013). Assessment of iron status and red cell parameters in healthy full term small for gestational age neonates at birth, Journal of Clinical Neonatology, 2(3), p. 121.

Agrawal RMD, Tripathi AM and Agarwal K N (1983). Cord blood haemoglobin, iron and ferritin status in maternal anaemia, Acta Paediatrica, 72(4), pp. 545–548.

Akhter S, Momen MA, Rahman MM, Parveen T et Karim R K (2010). Effect of maternal anemia on fetal outcome, Mymensingh medical journal: MMJ, 19(3), pp. 391–398.

Ali NS and Zuberi RW (2003). Association of Iron Deficiency Anaemia in children of 1-2 years of age with low birth weight, recurrent Diarrhoea or recurrent Respiratory Tract Infection-a myth or fact?, Journal of Pakistan Medical Association, 53(4), p. 133.

Allen L, Black RE, Brandes N, Brittenham G, Chazot G, Chunming C et al (2008). Conclusions and recommendations of a WHO expert consultation meeting on iron supplementation for infants and young children in malaria endemic areas. Medecine Tropicale: Revue Du Corps De Sante Colonial, 68(2), pp. 182–188.

Allen LH (2000). Anemia and iron deficiency: effects on pregnancy outcome, The American Journal of Clinical Nutrition, 71(5), pp. 1280S-1284S.



Allen LH (2000). Anemia and iron deficiency: effects on pregnancy outcome, The American Journal of Clinical Nutrition, 71(5), pp. 1280S-1284S.

Allen LH (2001) Biological Mechanisms That Might Underlie Iron's Effects on Fetal Growth and Preterm Birth, The Journal of Nutrition, 131(2), pp. 581S-589S.

Al-Omran A (2012) Benefits of iron supplementation for low birth weight infants, Journal of clinical neonatology, 1(4), p. 180.

Alwasel SH, Abotalib Z, Aljarallah JS, Osmond C, Alkharaz SM, Alhazza IM, Harrath A, Thornburg K and Barker DJP (2011) Secular increase in placental weight in Saudi Arabia, Placenta, 32(5), pp. 391–394.

Anonyme(2007) https://fr.wikipedia.org/wiki/R%C3%A9plication_de_l%27ADN#/media/ Fichier:DNA_replication_fr.svg date 29/08/2021

Ayoubi J-M, Hirt R, Badiou W, Hininger-Favier I, Favier M, Zraik-Ayoubi F et al.(2012) Nutrition et femme enceinte, EMC - Obstétrique, 7(1), pp. 1–13.

Bacon BR, Adams PC, Kowdley KV, Powell LW and Tavill AS (2011). Diagnosis and management of hemochromatosis: 2011 practice guideline by the american association for the study of liver diseases, hepatology, 54(1), pp. 328–343.

Bahizire E, Tugirimana PL, Dramaix M, Zozo D, Bahati M, Mwale A, Meuris S and Donnen P (2017). Malaria is more prevalent than iron deficiency among anemic pregnant women at the first antenatal visit in rural South Kivu, The American Journal of Tropical Medicine and Hygiene, 97(5), pp. 1551–1560.

Barker D J P and Thornburg K L (2013) Placental programming of chronic diseases, cancer and lifespan: A review, Placenta, 34(10), pp. 841–845.

Baudin B (2015) Fer, ferritine et récepteur soluble de la transferrine, EMC-Biologie médicale, 10(4):1-11.

Baumann M U, Deborde S and Illsley N P (2002) Placental Glucose Transfer and Fetal Growth, Endocrine, 19(1), pp. 13–22.

Beaumont C and Girot R (2010) Métabolisme du fer : physiologie et pathologie, EMC - Hématologie, 5(2), pp. 1–16.

Beaumont C and Karim Z (2013) Actualité du métabolisme du fer, La Revue de Médecine Interne, 34(1), pp. 17–25.

Best C M, Pressman E K, Cao C, Cooper E, Guillet R, Yost O L, Galati J, Kent T R and O'Brien K O (2016) Maternal iron status during pregnancy compared with neonatal iron status better predicts placental iron transporter expression in humans, The FASEB Journal, 30(10), pp. 3541–3550.

Bhattacharya N and Stubblefield PG (2016) Human Fetal Growth and Development first and second trimesters, Springer, Switzerland, p584.

Blazer S, Moreh-Waterman Y, Miller-Lotan R, Tamir A and Hochberg Z (2003) Maternal hypothyroidism may affect fetal growth and neonatal thyroid function, Obstetrics and Gynecology, 102(2), pp. 232–241.

Bloomfield F H, van Zijl P L, Bauer M K and Harding J E (2002) A chronic low dose infusion of insulin-like growth factor I alters placental function but does not affect fetal growth, Reproduction, Fertility, and Development, 14(7–8), pp. 393–400.

Brissot P, Ropert M, Le Lan C and Loréal O (2012) Non-transferrin bound iron: A key role in iron overload and iron toxicity, Biochimica et Biophysica Acta (BBA) - General Subjects, 1820(3), pp. 403–410.

Cendra M del mar, Juárez A, Madrid C and Torrents E (2013) H-NS is a novel transcriptional modulator of the ribonucleotide reductase genes in Escherichia coli, Journal of Bacteriology, 195(18), pp. 4255–4263.

Cetin I and Alvino G (2009) Intrauterine Growth Restriction: Implications for Placental Metabolism and Transport. A Review, Placenta, 30, pp. 77–82.

Clément K, Vaisse C, Lahlou N, Cabrol S, Pelloux V, Cassuto D, Gourmelen M, Dina C, Chambaz J, Lacorte J M, Basdevant A, Bougnères P, Lebouc Y, Froguel P and Guy-Grand B (1998) A mutation in the human leptin receptor gene causes obesity and pituitary dysfunction, Nature, 392(6674), pp. 398–401.

Couturier J, Touraine B, Briat J-F, Gaymard F and Rouhier N (2013) The iron-sulfur cluster assembly machineries in plants: current knowledge and open questions, Frontiers in Plant Science, 4, p. 259.

Crichton R R and Boelaert J R (2001) Inorganic biochemistry of iron metabolism: from molecular mechanisms to clinical consequences. 2nd ed. Wiley, New York,p356.

Desoye G and Shafrir E (1994) Placental metabolism and its regulation in health and diabetes, Molecular Aspects of Medicine, 15(6), pp. 505–682.

Dlouhy A C and Outten C E (2013) The iron metallome in eukaryotic organisms, Metal Ions in Life Sciences, 12, pp. 241–278.

Donker A E, Raymakers R A P, Vlasveld L T, van Barneveld T, Terink R, Dors N, Brons P P T, Knoers N V A M and Swinkels D W (2014) Practice guidelines for the diagnosis and management of microcytic anemias due to genetic disorders of iron metabolism or heme synthesis, Blood, 123(25), pp. 3873–3886.

Ela M E, Cumber S N, Dakenyo R D, Tekam D D, Heumou P C B, Marvin G L, Ateudjieu J and Tsakoue E F (2019) Association entre le paludisme et le faible poids de naissance à Yaoundé, Cameroun, The Pan African Medical Journal, 33. doi.org/10.11604/pamj.2019.33.127.18101.

El-Farrash R A, Ismail E A R and Nada A S (2012) Cord blood iron profile and breast milk micronutrients in maternal iron deficiency anemia, Pediatric Blood & Cancer, 58(2), pp. 233–238.

Emery D and Barry D (2004) Comparison of Maori and non-Maori maternal and fetal iron parameters, The New Zealand Medical Journal, 117(1195), p. U909.

Ervasti M, Sankilampi U, Heinonen S and Punnonen K (2009) Early signs of maternal iron deficiency do not influence the iron status of the newborn, but are associated with higher infant birthweight, Acta Obstetricia Et Gynecologica Scandinavica, 88(1), pp. 83–90.

Forhead A J and Fowden A L (2009) The hungry fetus? Role of leptin as a nutritional signal before birth, The Journal of Physiology, 587(Pt 6), pp. 1145–1152.

Fowden A L (1995) Endocrine regulation of fetal growth, Reproduction, Fertility, and Development, 7(3), pp. 351–363.

Fowden A L (2003) The insulin-like growth factors and feto-placental growth, Placenta, 24(8–9), pp. 803–812.

Fowden A L and Forhead A J (2009) Endocrine regulation of feto-placental growth, Hormone Research, 72(5), pp. 257–265.

Fowden A L and Forhead A J (2009) Hormones as epigenetic signals in developmental programming, Experimental Physiology, 94(6), pp. 607–625.

Fowden A L and Hay W W (1988) The effects of pancreatectomy on the rates of glucose utilization, oxidation and production in the sheep fetus, Quarterly Journal of Experimental Physiology (Cambridge, England), 73(6), pp. 973–984.

Fowden A L and Moore T (2012) Maternal-fetal resource allocation: co-operation and conflict, Placenta, 33 Suppl 2, pp. e11-15.

Fowden A L, Li J and Forhead A J (1998) Glucocorticoids and the preparation for life after birth: are there long-term consequences of the life insurance?, The Proceedings of the Nutrition Society, 57(1), pp. 113–122.

Fowden A L, Ward J W, Wooding F P B, Forhead A J and Constancia M (2006) Programming placental nutrient transport capacity, The Journal of Physiology, 572(Pt 1), pp. 5–15.

Fretham S J B, Carlson E S and Georgieff M K (2011) The Role of Iron in Learning and Memory, Advances in Nutrition, 2(2), pp. 112–121.

Fu D and Richardson D R (2007) Iron chelation and regulation of the cell cycle: 2 mechanisms of posttranscriptional regulation of the universal cyclin-dependent kinase inhibitor p21CIP1/WAF1 by iron depletion, Blood, 110(2), pp. 752–761.

Ganz T (2011) Hepcidin and iron regulation, 10 years later, Blood, 117(17), pp. 4425–4433.

Gao L, Lv C, Xu C, Li Y, Cui X, Gu H and Ni X (2012) Differential Regulation of Glucose Transporters Mediated by CRH Receptor Type 1 and Type 2 in Human Placental Trophoblasts, Endocrinology, 153(3), pp. 1464–1471.

Gari K, León Ortiz A M, Borel V, Flynn H, Skehel J M and Boulton S J (2012) MMS19 links cytoplasmic iron-sulfur cluster assembly to DNA metabolism, Science (New York, N.Y.), 337(6091), pp. 243–245.

Gaspar M J, Ortega R M and Moreiras O (1993) Relationship between iron status in pregnant women and their newborn babies. Investigation in a Spanish population, Acta Obstetricia Et Gynecologica Scandinavica, 72(7), pp. 534–537.

Gaw A, Murphy MJ, Srivastava R, Cowan RA, O'Reilly DJ(2013) Clinical biochemistry: an illustrated colour text. 5th ed. Elsevier,Churchill Livingstone, p176

Girelli D, Nemeth E and Swinkels D W (2016) Hepcidin in the diagnosis of iron disorders, Blood, 127(23), pp. 2809–2813.

Grandchamp D B (2011) Métabolisme du fer: physiologie et pathologie,Bioforma,Paris, p159

Grubić Kezele T and Ćurko-Cofek B (2020) Age-Related Changes and Sex-Related Differences in Brain Iron Metabolism, Nutrients, 12(9). doi.org/10.3390/nu12092601.

Gruenwald P and Hoang Ngoc Minh null (1960) Evaluation of body and organ weights in perinatal pathology. I. Normal standards derived from autopsies, American Journal of Clinical Pathology, 34, pp. 247–253.

Hadipour Reihaneh, Norimah A K, Poh B K, Firoozehch F, Hadipour Raheleh and Akaberi A (2010) Haemoglobin and Serum Ferritin Levels in Newborn Babies Born to Anaemic Iranian Women: a Cross-Sectional Study in an Iranian Hospital, Pakistan Journal of Nutrition, 9(6), pp. 562–566.

Hallberg L, Bengtsson C, Lapidus L, Lindstedt G, Lundberg P A and Hultén L (1993) Screening for iron deficiency: an analysis based on bone-marrow examinations and serum ferritin determinations in a population sample of women, British Journal of Haematology, 85(4), pp. 787–798.

Harding J E and Johnston B M (1995) Nutrition and fetal growth, Reproduction, Fertility, and Development, 7(3), pp. 539–547.

Harika G G R (2015) Retard de croissance intra-utérin et foetus petits pour l'âge gestationnel, EMC-Obstétrique, 10(3), pp. 1–17.

Harthoorn-Lasthuizen E J, Lindemans J and Langenhuijsen M M (2001) Does iron-deficient erythropoiesis in pregnancy influence fetal iron supply?, Acta Obstetricia Et Gynecologica Scandinavica, 80(5), pp. 392–396.

Hastka J, Lasserre J J, Schwarzbeck A, Reiter A and Hehlmann R (1996) Laboratory tests of iron status: correlation or common sense?, Clinical Chemistry, 42(5), pp. 718–724.

Hauguel S, Challier J C, Cedard L and Olive G (1983) Metabolism of the human placenta perfused in vitro: glucose transfer and utilization, O2 consumption, lactate and ammonia production, Pediatric Research, 17(9), pp. 729–732.

Heath J L, Weiss J M, Lavau C P and Wechsler D S (2013) Iron deprivation in cancer--potential therapeutic implications, Nutrients, 5(8), pp. 2836–2859.

Hiden U, Lassance L, Tabrizi N G, Miedl H, Tam-Amersdorfer C, Cetin I, Lang U and Desoye G (2012) Fetal insulin and IGF-II contribute to gestational diabetes mellitus (GDM)-associated up-regulation of membrane-type matrix metalloproteinase 1 (MT1-MMP) in the human feto-placental endothelium, The Journal of Clinical Endocrinology and Metabolism, 97(10), pp. 3613–3621.

Hua Y, Kaciroti N, Jiang Y, Li X, Xu G, Richards B, Li M and Lozoff B (2018) Inadequate iron stores in early term neonates, Journal of Perinatology: Official Journal of the California Perinatal Association, 38(8), pp. 1017–1021.

Illsley N P, Caniggia I and Zamudio S (2010) Placental metabolic reprogramming: do changes in the mix of energy-generating substrates modulate fetal growth?, The International Journal of Developmental Biology, 54(2–3), pp. 409–419.

Jonker F A M, Boele VHM, Leenstra T, Vet R J W M, Brabin B J, Maseko N, Gushu M B et al (2014) Conventional and novel peripheral blood iron markers compared against bone marrow in Malawian children, Journal of Clinical Pathology, 67(8), pp. 717–723.

Kangulu I B, Umba E K N, Nzaji M K and Kayamba P K M (2014) Facteurs de risque de faible poids de naissance en milieu semi-rural de Kamina, République Démocratique du Congo, The Pan African Medical Journal, 17. doi.org/10.11604/pamj.2014.17.220.2366.

Kaplan J, McVey Ward D, Crisp R J and Philpott C C (2006) Iron-dependent metabolic remodeling in S. cerevisiae, Biochimica Et Biophysica Acta, 1763(7), pp. 646–651.

Kaushansky K, Marshall AL, Joseph TP, Marcel ML, Olivier WP, Linda JB, Micheal AC (2016) Williams hematology, 9ième édition, Mcgrawhill-education, New York, p2528.

Kaushansky K, Marshall AL, Joseph TP, Marcel ML, Olivier WP, Linda JB, Micheal AC (2016) Williams hematology, 9ième édition, Mcgrawhill-education, New York, p2528.

Kelly A M, MacDonald D J and McDougall A N (1978) Observations on maternal and fetal ferritin concentrations at term, British Journal of Obstetrics and Gynaecology, 85(5), pp. 338–343.

Kilkenny M L, Longo M A, Perera R L and Pellegrini L (2013) Structures of human primase reveal design of nucleotide elongation site and mode of Pol α tethering, Proceedings of the National Academy of Sciences of the United States of America, 110(40), pp. 15961–15966.

Kroot J J, Tjalsma H, Fleming R E and Swinkels D W (2011) Hepcidin in Human Iron Disorders: Diagnostic Implications, Clinical Chemistry, 57(12), pp. 1650–1669.

Kumar A, Rai A K, Basu S, Dash D and Singh J S (2008) Cord blood and breast milk iron status in maternal anemia, Pediatrics, 121(3), pp. e673-677.

Lao T T, Loong E P, Chin R K, Lam C W and Lam Y M (1991) Relationship between newborn and maternal iron status and haematological indices, Biology of the Neonate, 60(5), pp. 303–307.

Lee P J, Alam J, Wiegand G W and Choi A M (1996) Overexpression of heme oxygenase-1 in human pulmonary epithelial cells results in cell growth arrest and increased resistance to hyperoxia, Proceedings of the National Academy of Sciences of the United States of America, 93(19), pp. 10393–10398.

Lill R, Hoffmann B, Molik S, Pierik A J, Rietzschel N, Stehling O, Uzarska M A, Webert H, Wilbrecht C and Mühlenhoff U (2012) The role of mitochondria in cellular iron-sulfur protein biogenesis and iron metabolism, Biochimica Et Biophysica Acta, 1823(9), pp. 1491–1508.

Luhete P K, Mukuku O and Kayamba P K M (2015) Etude du faible poids de naissance associé à l'âge maternel et la parité dans une population couple mère-enfant suivi à Lubumbashi, The Pan African Medical Journal, 20. doi.org/10.11604/pamj.2015.20.246.5169.

Lynch S, Pfeiffer C M, Georgieff M K, Brittenham G, Fairweather-Tait S, Hurrell R F, McArdle H J and Raiten D J (2018) Biomarkers of Nutrition for Development (BOND)—Iron Review, The Journal of Nutrition, 148(Suppl 1), pp. 1001S-1067S.

Maachi M, Fellahi S, Puy H and Bastard J-P (2005) Difficultés d'Interprétation D'un Résultat De Ferritine En 2004, Revue française des laboratoires, 2005(371), pp. 21–24.

MacPhail A P, Charlton R W, Bothwell T H and Torrance J D (1980) The relationship between maternal and infant iron status, Scandinavian Journal of Haematology, 25(2), pp. 141–150.

MacQueen B C, Christensen R D, Ward D M, Bennett S T, O'Brien E A, Sheffield M J, Baer V L, Snow G L, Lewis K W and Fleming R E (2017) The iron status at birth of neonates with risk factors for developing iron deficiency: a pilot study, Journal of Perinatology, 37(4), pp. 436–440.

Mafina-Mienandi M-C, Ganga-Zandzou P-S, Makoumbou P, Malonga H and Ekoundzola J-R (2002) Facteurs de risque de retard de croissance intra-utérin au Congo, Journal de gynécologie obstétrique et biologie de la reproduction, 31(5), pp. 500–505.

Marina G-J N (2011). L'inhibiteur d'apoptose Api5 et le facteur de transcription E2F1: les liaisons dangereuses?, thèse de médecine, Université de Toulouse, p210.

Marina G-J N (2011). L'inhibiteur d'apoptose Api5 et le facteur de transcription E2F1: les liaisons dangereuses?, thèse de médecine, Université de Toulouse, p210.

Marini A and Vegni C (1990) Facteurs de risques associés au RCIU dans les pays industrialisés, Retard de croissance intra-uterin. Vevey, Nestlé Nutrition, pp. 22–24.

Mario N et Pernet P (2007) Quels marqueurs pour le bilan martial?, Spectra Biologie, 163, pp. 48–53.

McCann S, Amadó M P and Moore S E (2020) The Role of Iron in Brain Development: A Systematic Review, p. 23.

Milman N, Bangsbøll S, Pedersen N S and Visfeldt J (1983) Serum ferritin in non-dialysis patients with chronic renal failure: relation to bone marrow iron stores, Scandinavian Journal of Haematology, 30(4), pp. 337–344.

Miyabe I, Kunkel T A and Carr A M (2011) The major roles of DNA polymerases epsilon and delta at the eukaryotic replication fork are evolutionarily conserved, PLoS genetics, 7(12), p. e1002407.

Montague CT, Farooqi I S, Whitehead J P, Soos M A, Rau H, Wareham N J, Sewter C P, Digby J E, Mohammed S N, Hurst J A, Cheetham C H, Earley A R, Barnett A H, Prins J B and O'Rahilly S (1997) Congenital leptin deficiency is associated with severe early-onset obesity in humans, Nature, 387(6636), pp. 903–908.

Murphy V E, Smith R, Giles W B and Clifton V L (2006) Endocrine regulation of human fetal growth: the role of the mother, placenta, and fetus, Endocrine Reviews, 27(2), pp. 141–169.

Murray A J (2012) Oxygen delivery and fetal-placental growth: beyond a question of supply and demand?, Placenta, 33 Suppl 2, pp. e16-22.

Myren M, Mose T, Mathiesen L and Knudsen L E (2007) The human placenta – An alternative for studying foetal exposure, Toxicology in Vitro, 21(7), pp. 1332–1340.

Namaste S M, Rohner F, Huang J, Bhushan N L, Flores-Ayala R, Kupka R, Mei Z, Rawat R, Williams A M, Raiten D J, Northrop-Clewes C A and Suchdev P S (2017) Adjusting ferritin concentrations for inflammation: Biomarkers Reflecting Inflammation and Nutritional Determinants of Anemia (BRINDA) project, The American Journal of Clinical Nutrition, 106(Suppl 1), pp. 359S-371S.

Nemeth E, Valore E V, Territo M, Schiller G, Lichtenstein A and Ganz T (2003) Hepcidin, a putative mediator of anemia of inflammation, is a type II acute-phase protein, Blood, 101(7), pp. 2461–2463.

Netz D J A, Stith C M, Stümpfig M, Köpf G, Vogel D, Genau H M, Stodola J L, Lill R, Burgers P M J and Pierik A J (2011) Eukaryotic DNA polymerases require an iron-sulfur cluster for the formation of active complexes, Nature Chemical Biology, 8(1), pp. 125–132.

OMS (2001). Iron deficiency anemia. assessment, prevention, and control. A guide for programme managers, 47-62.

Pfeiffer C M and Looker A C (2017) Laboratory methodologies for indicators of iron status: strengths, limitations, and analytical challenges, The American Journal of Clinical Nutrition, 106(Supplement 6), pp. 1606S-1614S.

Pfeiffer C M and Looker A C (2017) Laboratory methodologies for indicators of iron status: strengths, limitations, and analytical challenges, The American Journal of Clinical Nutrition, 106(Supplement 6), pp. 1606S-1614S.

Philipps A F, Holzman I R, Teng C and Battaglia F C (1978) Tissue concentrations of free amino acids in term human placentas, American Journal of Obstetrics and Gynecology, 131(8), pp. 881–887.

Phiri KS, Calice JCJ, Siyasya A, Bates I, Brabin B, Boele MVH (2009) New cut-off values for ferritin and soluble transferrin receptor for the assessment of iron deficiency in children in a high infection pressure area. Journal Clinic Pathology, 62 : 1103-1106

Prakash S and Prakash L (2002) Translesion DNA synthesis in eukaryotes: a one- or two-polymerase affair, Genes & Development, 16(15), pp. 1872–1883.

Pugh R A, Honda M, Leesley H, Thomas A, Lin Y, Nilges M J, Cann I K O and Spies M (2008) The iron-containing domain is essential in Rad3 helicases for coupling of ATP hydrolysis to DNA translocation and for targeting the helicase to the single-stranded DNA-double-stranded DNA junction, The Journal of Biological Chemistry, 283(3), pp. 1732–1743.

Rao R and Georgieff M K (2007) Iron in fetal and neonatal nutrition, Seminars in Fetal and Neonatal Medicine, 12(1), pp. 54–63.

Rao V A (2013) Iron chelators with topoisomerase-inhibitory activity and their anticancer applications, Antioxidants & Redox Signaling, 18(8), pp. 930–955.

Renton F J and Jeitner T M (1996) Cell cycle-dependent inhibition of the proliferation of human neural tumor cell lines by iron chelators, Biochemical Pharmacology, 51(11), pp. 1553–1561.

Rodwell V W, Bender D A, Botham K M, Kennelly P J and Weil P A (2018) Harper's illustrated biochemistry.31st editition, McGraWHill-Education, New York,p2023.

Rodwell V W, Bender D A, Botham K M, Kennelly P J and Weil P A (2018) Harper's illustrated biochemistry.31st editition, McGraWHill-Education, New York,p2023.

Rouault T A (2012) Biogenesis of iron-sulfur clusters in mammalian cells: new insights and relevance to human disease, Disease Models & Mechanisms, 5(2), pp. 155–164.

Ru Y, Pressman E K, Guillet R, Katzman P J, Bacak S J and O'Brien K O (2018) Predictors of anemia and iron status at birth in neonates born to women carrying multiple fetuses, Pediatric Research, 84(2), pp. 199–204.

Rudolf J, Makrantoni V, Ingledew W J, Stark M J R and White M F (2006) The DNA repair helicases XPD and FancJ have essential iron-sulfur domains, Molecular Cell, 23(6), pp. 801–808.

Sandovici I, Hoelle K, Angiolini E and Constância M (2012) Placental adaptations to the maternal–fetal environment: implications for fetal growth and developmental programming, Reproductive BioMedicine Online, 25(1), pp. 68–89.

Sangkhae V, Fisher A L, Wong S, Koenig M D, Tussing-Humphreys L, Chu A, Lelić M, Ganz T and Nemeth E (2019) Effects of maternal iron status on placental and fetal iron homeostasis, Journal of Clinical Investigation, 130(2), pp. 625–640.

Sanvisens N, Bañó M C, Huang M and Puig S (2011) Regulation of ribonucleotide reductase in response to iron deficiency, Molecular Cell, 44(5), pp. 759–769.

Sauguet L, Klinge S, Perera R L, Maman JD and Pellegrini L (2010) Shared active site architecture between the large subunit of eukaryotic primase and DNA photolyase, PloS One, 5(4), p. e10083.

Sazawal S, Black RE, Ramsan M, Chwaya HM, Stoltzfus R J, Dutta A, Dhingra U, Kabole I, Deb S and Othman M K (2006) Effects of routine prophylactic supplementation with iron and folic acid on admission to hospital and mortality in preschool children in a high malaria transmission setting: community-based, randomised, placebo-controlled trial, The Lancet, 367(9505), pp. 133–143.

Schumacher S B, Stucki M and Hübscher U (2000) The N-terminal region of DNA polymerase delta catalytic subunit is necessary for holoenzyme function, Nucleic Acids Research, 28(2), pp. 620–625.

Setondji GRP (2014) Faible poids de naissance, prématuritée, tretard de croissance intra utérin: facteurs de risque et conséquences sur la croissance de la naissance à 18 mois de vie chez des nouveau-nés béninois. thèse de santé publique, Université Pierre et Marie Curie-ParisVI, p228.

Shao J, Lou J, Rao R, Georgieff M K, Kaciroti N, Felt B T, Zhao Z-Y and Lozoff B (2012) Maternal Serum Ferritin Concentration Is Positively Associated with Newborn Iron Stores in Women with Low Ferritin Status in Late Pregnancy, The Journal of Nutrition, 142(11), pp. 2004–2009.

Shao J, Richards B, Kaciroti N, Zhu B, Clark K M and Lozoff B (2021) Contribution of iron status at birth to infant iron status at 9 months: data from a prospective maternal-infant birth cohort in China, European journal of clinical nutrition, 75(2), pp. 364–372.

Shen W, Wisniowski P, Ahmed L, Boyle D W, Denne S C and Liechty E A (2003) Protein anabolic effects of insulin and IGF-I in the ovine fetus, American Journal of Physiology. Endocrinology and Metabolism, 284(4), pp. E748-756.

Shields B M, Knight B A, Hill A, Hattersley A T and Vaidya B (2011) Fetal thyroid hormone level at birth is associated with fetal growth, The Journal of Clinical Endocrinology and Metabolism, 96(6), pp. E934-938.

Shukla Ak, Srivastava SS and Verma G (2019). Effect of maternal anemia on the status of iron stores in infants: A cohort study, Journal of family & community medicine, 26(2). doi.org/10.4103/jfcm.JFCM_115_18.

Singla P N, Chand S, Khanna S and Agarwal K N (1978) Effect of maternal anaemia on the placenta and the newborn infant, Acta Paediatrica Scandinavica, 67(5), pp. 645–648.

Sipos K, Lange H, Fekete Z, Ullmann P, Lill R and Kispal G (2002) Maturation of cytosolic iron-sulfur proteins requires glutathione, The Journal of Biological Chemistry, 277(30), pp. 26944–26949.

Siriwardana G and Seligman P A (2013) Two cell cycle blocks caused by iron chelation of neuroblastoma cells: separating cell cycle events associated with each block, Physiological Reports, 1(7), p. e00176.

Sorbie J, Valberg L S, Corbett W E and Ludwig J (1975) Serum ferritin, cobalt excretion and body iron status, Canadian Medical Association Journal, 112(10), pp. 1173–1178.

Sparks J W, Hay W W, Bonds D, Meschia G and Battaglia F C (1982) Simultaneous measurements of lactate turnover rate and umbilical lactate uptake in the fetal lamb, The Journal of Clinical Investigation, 70(1), pp. 179–192.

Stehling O, Mascarenhas J, Vashisht A A, Sheftel A D, Niggemeyer B, Rösser R, Pierik A J, Wohlschlegel J A and Lill R (2013) Human CIA2A-FAM96A and CIA2B-FAM96B integrate iron homeostasis and maturation of different subsets of cytosolic-nuclear iron-sulfur proteins, Cell Metabolism, 18(2), pp. 187–198.

Stehling O, Vashisht A A, Mascarenhas J, Jonsson Z O, Sharma T, Netz D J A, Pierik A J, Wohlschlegel J A and Lill R (2012) MMS19 assembles iron-sulfur proteins required for DNA metabolism and genomic integrity, Science (New York, N.Y.), 337(6091), pp. 195–199.

Stephanos J J and Addison A W (2014) Chemistry of metalloproteins: problems and solutions in bioinorganic chemistry. John Wiley, New Jersey, p451.

Stevens G A, Finucane M M, De-Regil L M, Paciorek C J, Flaxman S R, Branca F et al. (2013) Global, regional, and national trends in haemoglobin concentration and prevalence of total and severe anaemia in children and pregnant and non-pregnant women for 1995–2011: a systematic analysis of population-representative data, The Lancet Global Health, 1(1), pp. e16–e25.

Sundararajan S and Rabe H (2021) Prevention of iron deficiency anemia in infants and toddlers, Pediatric Research. 89 (1): 63-73. doi.org/10.1038/s41390-020-0907-5.

Sweet D G, Savage G, Tubman T R, Lappin T R and Halliday H L (2001) Study of maternal influences on fetal iron status at term using cord blood transferrin receptors, Archives of Disease in Childhood. Fetal and Neonatal Edition, 84(1), pp. F40-43.

Tanaka H, Arakawa H, Yamaguchi T, Shiraishi K, Fukuda S, Matsui K, Takei Y and Nakamura Y (2000) A ribonucleotide reductase gene involved in a p53-dependent cell-cycle checkpoint for DNA damage, Nature, 404(6773), pp. 42–49.

Terefe B, Birhanu A, Nigussie P and Tsegaye A (2015) Effect of Maternal Iron Deficiency Anemia on the Iron Store of Newborns in Ethiopia, Anemia, 2015, pp. 1–6.

van den Broek N R, Letsky E A, White S A and Shenkin A (1998) Iron status in pregnant women: which measurements are valid?, British Journal of Haematology, 103(3), pp. 817–824.

Vaughan O R, Sferruzzi-Perri A N, Coan P M and Fowden A L (2011) Environmental regulation of placental phenotype: implications for fetal growth, Reproduction, Fertility, and Development, 24(1), pp. 80–96.

Walter T (2003) Effect of Iron-Deficiency Anemia on Cognitive Skills and Neuromaturation in Infancy and Childhood, Food and Nutrition Bulletin, 24(4_suppl2), pp. S104–S110.

Wang X, Ira G, Tercero J A, Holmes A M, Diffley J F X and Haber J E (2004) Role of DNA replication proteins in double-strand break-induced recombination in Saccharomyces cerevisiae, Molecular and Cellular Biology, 24(16), pp. 6891–6899.

Wharton B (1990) Causes des hypotrophies dans les pays en voie de développement, Annales de Nestlé: Retard de croissance intra-utérin. Ed Nestlé nutrition, 18è séminaire, pp. 19–21.

White M F and Dillingham M S (2012) Iron-sulphur clusters in nucleic acid processing enzymes, Current Opinion in Structural Biology, 22(1), pp. 94–100.

Wick M, Pinggera W and Lehmann P (2011) Clinical aspects and laboratory: iron metabolism, anemias: concepts in the anemias of malignancies and renal and rheumatoid diseases. 6th, rev.updated ed edn. Wien ; New York: Springer.

Wu G, Bazer F W, Cudd T A, Meininger C J and Spencer T E (2004) Maternal Nutrition and Fetal Development, The Journal of Nutrition, 134(9), pp. 2169–2172.

Wu Y and Brosh R M (2012) DNA helicase and helicase-nuclease enzymes with a conserved iron-sulfur cluster, Nucleic Acids Research, 40(10), pp. 4247–4260.

Wu Y, Suhasini A N and Brosh R M (2009) Welcome the family of FANCJ-like helicases to the block of genome stability maintenance proteins, Cellular and molecular life sciences: CMLS, 66(7), pp. 1209–1222.

Ye H and Rouault T A (2010) Human iron-sulfur cluster assembly, cellular iron homeostasis, and disease, Biochemistry, 49(24), pp. 4945–4956.

Ye W and Zhang L (2004) Heme controls the expression of cell cycle regulators and cell growth in HeLa cells, Biochemical and Biophysical Research Communications, 315(3), pp. 546–554.

Yu B, Lane M E, Pestell R G, Albanese C and Wadler S (2000) Downregulation of cyclin D1 alters cdk 4- and cdk 2-specific phosphorylation of retinoblastoma protein, Molecular cell biology research communications: MCBRC, 3(6), pp. 352–359.

Zhang C (2014) Essential functions of iron-requiring proteins in DNA replication, repair and cell cycle control, Protein & Cell, 5(10), pp. 750–760.

Zhang C, Liu G and Huang M (2014) Ribonucleotide reductase metallocofactor: assembly, maintenance and inhibition, Frontiers in Biology, 9(2), pp. 104–113.

Zhang Y, Li H, Zhang C, An X, Liu L, Stubbe J and Huang M (2014) Conserved electron donor complex Dre2-Tah18 is required for ribonucleotide reductase metallocofactor assembly and DNA synthesis, Proceedings of the National Academy of Sciences of the United States of America, 111(17), pp. E1695-1704.

Zhang Y, Lyver E R, Nakamaru-Ogiso E, Yoon H, Amutha B, Lee D-W et al (2008) Dre2, a conserved eukaryotic Fe/S cluster protein, functions in cytosolic Fe/S protein biogenesis, Molecular and Cellular Biology, 28(18), pp. 5569–5582.

www.ingramcontent.com/pod-product-compliance
Lightning Source LLC
LaVergne TN
LVHW022311200926
848481LV00004B/1278
*9798899661389*